AF346641

REGLES
SUR LA SANTÉ,
ET
SUR LES MOYENS
DE PROLONGER LA VIE.

Traduit de l'Anglois de M. CHEYNE, Docteur en Medecine, & Membre de la Societé Royale de Londres.

Par M. * * * *C.^{me} N. ffa.*

SECONDE EDITION. Révûe.

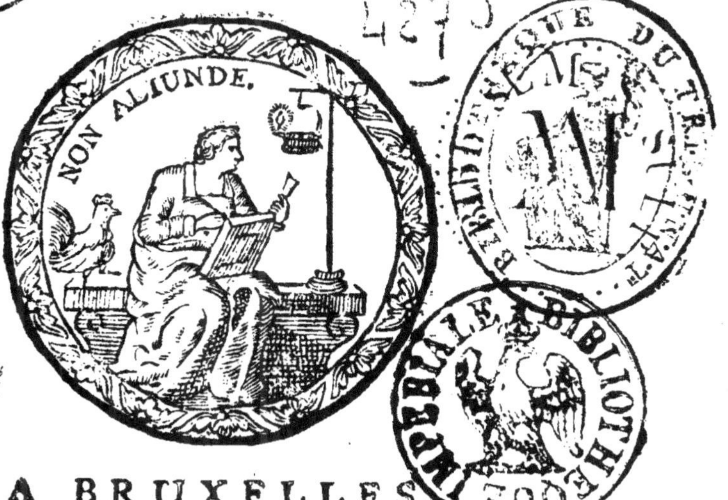

A BRUXELLES,

Chez JEAN LEONARD, Libraire-Imprimeur,
ruë de la Cour 1727.

AVEC APPROBATION & PRIVILEGE.

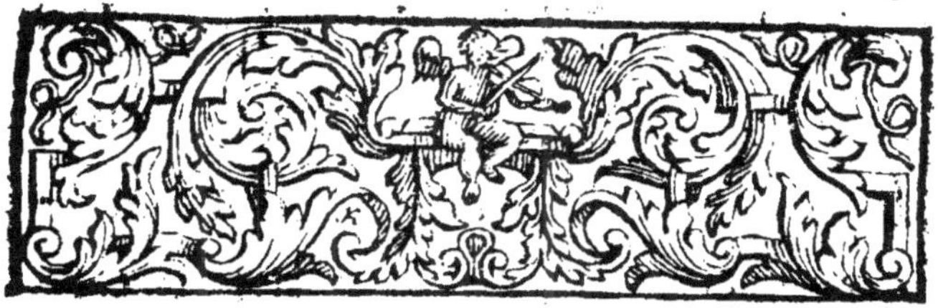

PREFACE.

UN de mes amis étant venu l'Automne dernier à Bath pour y fortifier sa santé, me pria en partant de lui donner quelques instructions par écrit pour le diriger dans la conduite de sa santé à l'avenir, & la maniere de maintenir ses esprits libres & pleins, dans les grandes affaires qui l'ocupent. J'étois alors dans l'embarras que nous donne le tems des Bains, & il m'é-

toit impoſſible de répondre
à ſon attente auſſi-tôt, que
ſon merite, & l'eſtime ſin-
cere que j'ai pour lui le de-
mandoient. Je me crus donc
obligé auſſi-tôt que j'eus le
loiſir, de faire voir mon exactitude à obéïr à ſes ordres.
Prémierément, je mis en ordre la plûpart de ces Règles,
qui ſont à la fin des Chapitres differens ; mais après
quelques réflexions, je crus
que ce n'étoit pas avoir aſſés
d'égard à ſa capacité & à ſon
bon goût à juger des raiſons
des choſes, de lui preſcrire
des directions ſimples & ſe-
ches dans des matieres de ſi
grande importance. J'ajoûtai

donc les raisons Philosophiques de ces Règles, qui font le corps des chapitres mêmes.

J'ai remarqué long-tems & souvent, avec beaucoup de compassion & de regret, que plusieurs personnes très-savantes, ingenieuses, & même vertueuses, qui étant foibles & délicates (comme elle le font ordinairement) ont souffert jusqu'à la derniere extrémité faute d'un regime de vivre convenable, & d'autres Règles générales pour la santé. Elles avoient assés de bon sens pour comprendre la force & la necessité de semblables Règles ; elles faisoient assés de cas de la

fanté, & méprifoient affés
les fatisfactions fenfuelles en
comparaifon des plaifirs de
l'efprit, pour pouvoir & vou-
loir s'abftenir de tout ce qui
eft nuifible, fe réfufer les chofes que leurs apetits fouhai-
toient, & fe conformer aux
Règles faites pour fe maintenir dans un degré tolerable
de fanté, de contentement,
& de liberté des efprits : mais
ne fçachant pas comment fe
regler, de quoi s'abftenir, ni
de quoi elles devoient ufer,
ce qu'elles devoient s'interdire, ou ce qu'elles fe pouvoient
permettre ; elles ont fouffert
jufqu'aux agonies mortelles,
elles qui auroient coulé leurs

vies dans un contentement &
un repos paſſable , ſi elles a-
voient été mieux dirigées &
mieux inſtruites. C'eſt uni-
quement pour ces perſonnes
que le Traité ſuivant eſt deſ-
tiné. Les robuſtes , les in-
continens , les amis de la
bouteille , les débauchés , &
les abandonnés , n'ont rien
à faire ici ; leur tems n'eſt pas
encore venu. Mais j'eſpere
que les gens maladifs & les
vieillards , les perſonnes ſe-
dentaires , & ceux qui s'apliquent à l'étude, ceux qui ont
les nerfs foibles , & les Sa-
vans ; ſi Dieu benit ce Traité ſuivant, pourront ſe mettre en état de pourſuivre leurs

études & leurs emplois avec
une feureté & une aplication
plus grande , & cependant
conferver leur fanté, la liberté des efprits plus entiere &
plus long-tems. Mais je fuis
moralement certain , que fi
j'avois connu il y a trente ans,
& que j'euffe été auffi con-
vaincu de la neceffité des Règles qui font décrites ici, que
je le fuis à prefent, j'aurois
moins fouffert , & la liberté
des efprits auroit été plus
grande que celle dont j'ai
joüi. Mais tout ce qui eft ar-
rivé eft bon , excepté les erreurs & les fautes de nos vo-
lontés libres. Je n'ai omis aucun moyen utile que je fache

pour conferver la fanté &
prolonger la vie , ni aucune
coutume pernicieufe que je
n'aye marquée ; & j'ai donné
les raifons les plus claires, les
plus familieres , & les plus
preffantes que j'ai pu pour les
Regles que j'ai prefcrites ici.
La plûpart de mes argumens
(comme il étoit néceffaire)
font tirés de l'œconomie &
des fonctions animales : En
les expliquant je n'y ai mêlé
de fubtilité qu'autant que l'é-
tat prefent de la Philofophie
naturelle le pouvoit permettre. Je me fuis fouvent contenté de faits clairs & com-
muns pour rendre compte
des aparences & des précau-

tions qui en font déduites ; je pouvois, felon le goût de nôtre fiecle, me jetter dans les fpéculations fubtiles de Metaphyfique ou de Mathematique ; mais je me fuis contenté de philofopher *craffo modo* ; parçe que nous ne ferons jamais capables de faire des récherches affés parfaites des Ouvrages du Tout-puiffant, pour penetrer dans la nature interne des chofes.

Dans les Règles fuivantes, les raifons, & la Philofophie fur lefquelles je les fonde, je n'ai confulté que ma propre experience , & mes Rémarques fur ma conftitution foible, caduque, &

ſur les infirmités ces autres que j'ai traitées ; de ſorte que s'il y a quelque choſe d'emprunté d'ailleurs , elle s'eſt preſentée à moi comme mon propre bien. Mais j'ai abregé ces raiſons Philoſophiques , autant que les autorit1és le permettent. Ce n'eſt pas que pluſieurs Auteurs particuliers , & tous ceux qui ont écrit des ſyſtêmes de Phyſique , n'ayent traité le même ſujet : mais , outre que leurs Règles ne s'acordent pas ſouvent avec la raiſon , ou ſont contraires à l'experience ; ils les ont expoſées dans des termes ſi generaux , ſi indeterminés, ſi indefinis, qu'il

n'y a que peu ou point de certitude ; quand on les aplique
à des cas particuliers , elles
manquent de l'exactitude neceſſaire , & par là elles dé-
viennent embaraſſantes , ou
inutiles : & enfin , quand elles viennent à donner les raiſons & la Philoſophie de leurs
directions , ce qu'on y trouve rarement, elles n'ont point
la clarté & la maniere naturelle de convaincre les perſonnes d'eſprit , les gens maladifs , ou délicats , & ceux
qui ſouffrent , choſes pourtant ſi néceſſaires pour les
rendre de bonne humeur &
pour les porter à ſouffrir des
contraintes ſi ſeveres : je crois

que c'eſt la partie la plus difficile d'un Ouvrage, tel que
celui-ci , & j'ai fait ce que
j'ai pu pour qu'elle ne man-
quât point ici.

Je ne ſçai pas quel ſort ni
quel ſuccès aura cet Ouvrage ; auſſi n'en ſuis-je que me-
diocrement en peine , étant
perſuadé que le deſſein eſt
juſte, le ſujet important , &
l'execution la meilleure que
mon tems , ma capacité , &
ma ſanté me l'ont permis , &
ne pouvant pas ſuporter le
travail qu'il y auroit à beaucoup polir & finir un Ouvrage. J'ai eu la précaution de
ne point empieter ſur le reſ-
ſort du Medecin, mais je n'ai

rien celé de ce que mon sa-
voir me pouvoit suggerer pour
diriger le malade, de la meilleure maniere que j'ai pu,
pour conserver sa santé &
prolonger sa vie : & je ne
me suis point servi de lumie-
res fausses & trompeuses pour
l'égarer, ou pour le tour-
menter sans necessité.

S'il étoit possible que quelqu'un pût se choquer de mon
Ouvrage, ce ne pourroient
être que mes Confreres les
Medecins, pour avoir tâché
de diminuer la matiere des
maladies. Mais d'attribuer
une pareille chose à des Sa-
vans & à des Messieurs elevés
dans les Arts liberaux, ce se-

roit une reflexion très-mali-
gne, très-injuste, & très-in-
digne ; Ainsi je conclus cette Préface , n'ayant pas de
plus grande ambition que,

Nil conscire mihi, nullâ pallescere culpâ.

*Quoi que ce Traité soit composé principale-
ment pour l'Angleterre, neanmoins comme il
est fondé sur des principes géneraux qui conviennent à tous les climats ; & quant à ce
qu'il y a de particulier pour l'Angleterre, comme on en peut faire aisément l'aplication aux
autres pays, cet Ouvrage ne peut être que
très-utile par tout.*

APPROBATION.

J'Ai lû par ordre de Monseigneur le Garde des Seaux ce Manuscrit intitulé *Règles sur la santé*, *&c. par M. Cheyne*, *&c. traduit de l'Anglois*. Je l'ai trouvé excellent, très-utile par rapport à la matiere qui y est traitée ; A l'égard de certains rémedes & de leurs formules, qu'on y trouve, comme l'usage n'en convient pas également à toute Nation, il faut consulter les habiles Medecins là dessus. Fait à Paris le 25. Janvier 1725.

WINSLOW.

EXTRAIT DU PRIVILEGE.

CHARLES VI. par la grace de Dieu, Empereur, Roi de Castille, de Leon, d'Arragon, &c. a octroié à JEAN LEONARD, de pouvoir lui seul imprimer pendant le terme de six ans, ce Livre intitulé, *Règles sur la santé, & sur les Moyens de prolonger la vie.* Défendant bien expressement à tous autres Imprimeurs & Libraires, de contrefaire ou imprimer ou vendre, en ce Pays, sous peine, &c. comme il se voit plus amplement és Lettres Patentes données à Bruxelles le 31. Janvier 1726.

Signé, DEWAHA.

REGLES

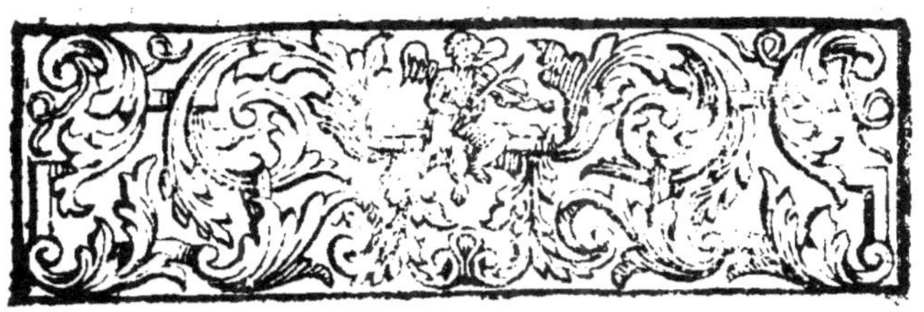

REGLES
SUR LA SANTÉ,
ET
SUR LES MOYENS
DE PROLONGER LA VIE.

INTRODUCTION.

§. I.

Il est plus aisé de conserver sa santé que de la recouvrer quand on l'a perduë, & de prévenir les maladies que de les guérir.

ON dit communement que tout homme qui a passé quarante ans est ou Médécin ou fou : de la maniere que la plûpart des gens de condition se conduisent aujourd'hui, il n'y a rien qu'ils

A

prodiguent plus indiféremment que la fanté. La plûpart des hommes fentent bien
la privation de la fanté, mais il en eft très-
peu qui fachent quand ils en joüiffent. Il
eft cependant très-certain, qu'il eft plus
facile de la conferver, que de la rétablir,
& de prévenir les maladies que de les guérir. Pour ce qui concerne la confervation
de la fanté, nous en avons le plus fouvent
les moyens en nôtre pouvoir; il ne s'agit
que de s'abftenir des chofes nuifibles, &
de faire un bon ufage de celles qui ne le
font pas. Quant à ce qui régarde fon ré-
tabliffement, les moyens en font embar-
raffez & incertains; & pour les connoître,
il faut que prefque tous les hommes ayent
récours à d'autres hommes, dont ils igno-
rent fouvent la capacité & la probité, & de
la fcience defquels ils ne peuvent récevoir
d'utilité que conditionnellement & avec in-
certitude. Une complexion infirme, des
nerfs originairement foibles, la connoiffance des chofes utiles & de celles qui font
nuifibles, connoiffance acquife par une
expérience qui m'a coûté bien cher, enfin
une longue méditation fur les plaintes des
autres, qui venoient aux Bains de Bath*,

*Ces Bains font dans une Ville apellée Bath
en Anglois, dans le Comté de Sommerfet, fort
fréquentez des étrangers auffi-bien que de
ceux du pays, & où l'Auteur demeure.*

ce lazareth univerfel, m'ont enfeigné quelques moyens des plus éficaces pour conferver la fanté, & pour prolonger la vie de ceux qui font d'une complexion délicate & valétudinaire, & de ceux qui font atteints de maladies Chroniques. J'ai cru ne pouvoir mieux employer mes heures de répos qu'à raffembler les Règles les plus générales qui fe puiffent prefcrire fur cela, & à leur donner le plus de jour qu'il m'eft poffible, pour l'utilité de ceux qui peuvent en avoir béfoin, & qui cependant n'ont pas eu des ocafions fi favorables de les aprendre.

§. 2.

La méthode que l'Auteur fuit en cet Ouvrage, & les raifons qu'il a eues de la choifir.

Et afin d'en traiter avec quelque ordre & quelque fuite, j'ai jugé à propos de faire des Rémarques & des Réflexions fur les chofes qui font non naturelles, (peut-être les apelle-t'on de cette maniere, parce que dans leur état outre-naturel elles font extrémement nuifibles au corps humain, ou plus probablement, parce que, toutes néceffaires qu'elles font à la fubfiftance de l'homme, cependant eu égard à lui, on peut les confiderer comme exterieures, ou diférentes des caufes interieures qui produi-

sent les maladies,) à sçavoir : 1. L'air que
nous réspirons. 2. Nôtre boire & nôtre
manger. 3. Les veilles & le sommeil.
4. L'exercice & le répos. 5. Nos évacuations & leurs obstructions. 6. Les passions
de nos ames : & enfin, d'ajoûter quelques
Rémarques qui ne conviennent, au moins
si naturellement, à aucun de ces Chefs. Je
n'examinérai point ici de quelle maniere la
Philosophie les distingue; mais il me semble que ce sont les Chefs les plus essentiels
& les plus universels ausquels on puisse
raporter les Rémarques & les Réflexions
que je vais faire dans les Chapitres suivans.

§. 3.

C'est une folie que d'être trop scrupuleux sur
sa santé. Il faut en avoir un soin moderé.
Raisons qui le montrent.

C'est une réflexion aussi vraie qu'elle est
peu ordinaire , que celui qui vit médicina-
lement vit misérablement. La verité est ,
qu'une trop grande délicatesse & trop de
circonspection sur chaque petite circonstan-
ce qui peut altérer nôtre santé, est un joug
& une esclavage si grand, qu'une ame gé-
néreuse & un esprit libre a peine à s'y sou-
mettre. C'est mourir, comme dit un Poëte,
de peur de mourir : & d'abandonner les dévoirs justes, charitables, & même généreux

de l'amitié, par un trop grand attachement à la fanté, eſt une choſe indigne de l'homme, & encore plus du Chrétien.

Mais d'un autre côté, abreger nos jours par l'intempérance, par des indiſcretions, & par des paſſions criminelles; méner une vie miſérable, afin de pouvoir fatisfaire un goût fenſuel, ou une envie brutale; fe faire martyr de nôtre incontinence & de nôtre laſciveté; c'eſt nous dégrader de la dignité d'hommes, & refuſer à l'Auteur de nôtre être l'hommage que nous lui devons.

Si nous ne jouïſſons de quelque degré de fanté, nous ne pouvons nous-mêmes goûter aucun plaifir dans la vie, nous ne pouvons être utiles à nos amis, nous ne fçaurions profiter des bénedictions que la divine Providence répand fur nôtre vie, ni remplir nos dévoirs, tant à l'égard du Créateur, qu'à l'égard du prochain.

Celui qui viole avec excès les règles claires & évidentes de la fanté, eſt coupable d'une eſpèce d'homicide de foi-même; & perfeverer dans cette habitude, c'eſt fe donner directement la mort, & par conféquent, c'eſt le plus grand crime qu'un homme puiſſe commettre contre l'Auteur de fon être. En effet, c'eſt méprifer & faire peu de cas du plus noble préfent qu'il pouvoit lui faire, je veux dire, des moyens de fe rendre infiniment heureux : c'eſt auſſi abandonner en traître le poſte, où fa fageſſe

l'avoit placé , & fe rendre par là incapable
de répondre aux deffeins que fa Providence
avoit fur lui. L'Auteur de la Nature, infiniment fage, a tellement ménagé les chofes,
que les règles les plus rémarquables pour
la confervation de la vie & de la fanté font
des devoirs de morale qui nous font or-
donnez , tant il eft vrai , que la *Pieté a*
les promeſſes de cette vie , auſſi-bien que cel-
les de la vie future.

Pour éviter toutes les fubtilitez inutiles,
j'expoferai feulement quelques règles claires
& faciles à obferver, que chacun peut aifément fuivre, fans peine & fans contrainte.

CHAPITRE PREMIER.

DE L' AIR.

§. 1.

La néceſſité de bien choiſir l'Air, dans lequel nous avons à vivre.

L'Air étant une des choſes les plus né-ceſſaires pour la ſubſiſtance & la ſanté de tous les animaux, je m'étonne qu'ici en Angleterre, où l'abondance règne, & où tous les Arts qui contribuent à une vie aiſée, ſont pouſſez juſqu'au vice, on ait ſi peu d'égard au choix de l'Air.

§. 2.

Preuves tirées de l'expérience, par leſquelles on montre les influences de l'Air ſur l'œconomie animale.

Il eſt clair, par les rémarques que l'on fait ſur la ſaignée dans les Rhumatiſmes, & après que l'on s'eſt enrhumé, que l'Air avec ſes diférentes qualitez peut altérer & corrompre entierement toute la tiſſure du

fang & du fuc animal : Les obfervations
que l'on fait fur les Paralyfies, les Verti-
ges, les Vapeurs, & les autres affections
des Nerfs, caufées par l'humidité, les mines, & le travail, fur quelques mineraux,
(particulierement fur le Mercure & l'An-
timoine) font voir que l'Air qui a telles
ou telles qualitez, peut caufer des obftruc-
tions dans tout le fyftême nerveux. Les
Coliques, les Fluxions, les Toux, l'Af-
thme, & la Phtifie, caufez par l'humidité,
par un air nitreux & moite, nous font connoître que cet élement peut boucher & gâter les organes. La difpofition de nos corps
réçoit & attire l'air, qui fe mêle à chaque
moment de nos vies avec nos fluides ; de
forte que chaque mauvaife qualité qui fe
trouve dans l'air, & qui s'introduit continuellement de cette maniere, doit produire
dans le tems de funeftes effets fur l'œconomie animale. Il eft donc de la derniere conféquence, que chacun prenne garde
quelle forte d'air il refpire ; dans quelle forte d'air il dort, il veille, il demeure ; quel
air en un mot, il réçoit continuellement
dans l'union la plus intime avec les principes de la vie. J'obferverai feulement trois
qualitez le l'air.

§. 3.

Règles qu'il faut observer dans le choix de la situation d'une maison.

Prémierement, quand les Gentilshommes veulent bâtir des Maisons de Campagne, ils ne devroient jamais ni choisir de hautes montagnes pour leur situation, ni de grands confluans de Rivieres, ni le voisinage de quelques Mines considerables, ou lits de mineraux : il ne faut pas non plus que le fondement soit dans des lieux marecageux ou mousus ; mais il faut le situer ou dans une campagne découverte, ou sur le côté d'une petite éminence, à l'abri des vents du Nord & de l'Est, ou sur un terrain léger & sabloneux.

On connoîtra bien la nature du Terroir par les Plantes & les Herbes qui y croissent, ou plus sûrement encore par la nature des eaux qui en sortent, qui doivent toûjours être douces, claires, légeres, & sans goût. Toutes les hautes montagnes sont humides, comme l'a rémarqué le Docteur Halley à sainte Helene, sur une montagne élevée, où l'humidité tomboit si continuellement pendant la nuit, qu'à tout moment il étoit obligé d'essuyer les verres de ses lunettes, lorsqu'il faisoit ses observations d'Astronomie. Les peuples qui habitent les hautes montagnes, font obligez d'envoyer leurs meubles, en Hyver, dans les vallées, de peur qu'ils ne fe pourriffent. Et il eft très-ordinaire d'avoir de la pluye ou de la neige fur les Montagnes, lorfqu'en bas, les vallées font claires, féraines, & feiches. Toutes les grandes montagnes font des Receptacles de Mineraux, & comme des couvercles des réfervoirs d'eau de pluye que ces éminences de terre enferment dans leur fein. Les nuées ne font que de grandes toifons d'eau rarefiée, qui navigent dans l'air, & quelquefois elles ne font pas élevées de beaucoup de toifes au-deffus de la plaine ; quand elles font arrêtées & interceptées par ces hautes montagnes, elles font comprimées & forment de la rofée ou de la pluye, qui perçant continuellement à travers les petites crévaffes des montagnes tombe dans ces Baffins. De là viennent les Rivieres, & les Fontaines d'eau douce. Outre cela, ces lieux montageux, font toûjours expofez aux grands vents, qui y font prefque continuels. Pour les lieux où il y a un grand concours d'eau, il faut que l'air y foit perpetuellement humide, parce que le Soleil atire continuellement de ces eaux, des rofées & des vapeurs au travers de l'air. Les grands Receptacles de mineraux ou de mines doivent auffi néceffairement imprégner l'air de leurs qualitez rélatives. Et la noirceur mouffue, eft un degré de putréfac-

tion, comme le Chevalier Newton le rémarque.

§. 4.

En Angleterre les vents d'Eſt ſont très-dan-
géreux pour la ſanté.

Sécondement, les vents qui ſont les plus
fréquens & les plus nuiſibles en Angleterre,
ſont les vents d'Eſt, particulierement les
vents Nord d'Eſt, qui font ſentir en Hyver le froid le plus pénétrant, & en Eté
la chaleur la plus brulante. En Hyver ils
emportent avec eux, tout le nitre des nei-
ges du Nord & de la Scythie, des montagnes glacées, & des Mers gêlées. En Eté ils
ſoufflent avec toutes les particules de feu
que leur fournit le jour continuel des lieux
par où ils paſſent. Depuis la fin de Janvier,
juſque vers la fin de May, les vents ſoufflent preſque continuellement des points de
l'Eſt & du Nord, ſi le Printems eſt ſec;
& des points du Sud & de l'Oueſt, ſi le
Printems eſt humide : (& l'on peut généralement prédire le tems qu'on aura au
Printems par l'endroit où ſe placent les
vents à la nouvelle Lune,) & comme
nos corps attirent très-certainement l'air
d'alentour, & les vapeurs des corps qui
nous environnent, il ſera très à propos que
les perſonnes valetudinaires, attachées à
l'étude & à la contemplation, quand le

Printems elt fec, ou que les vents d'Elt ré-
gnent, quittent les apartemens qui ont ces
expofitions, & qu'ils en prennent d'autres
tournez au Midy ou au Couchant ; ou
bien il faut boucher les jours qui font au
Levant & au Nord, & donner rarement du
jour aux Chambres qui font de ces cô-
tez-là, & faire le contraire dans les faifons humides. Et fi quelqu'un a été long-
tems en voyage, & beaucoup expofé au
vent froid du Nord & de l'Elt ; il lui fera
très-utile, en fe couchant, d'avaler une
écuellée d'eau de gruau chaude, ou du
petit lait * de vin de montagne chauffé,
comme un antidote contre les écoulemens
nitreux, qui s'introduifent dans le corps par
la réfpiration, & pour ouvrir les obftruc-
tions de la tranfpiration qui fe fait par cette voie.

*Vin qui fe tire des Montagnes d'Efpagne
ou de Portugal. Ce petit lait fe fait avec égale
partie d'eau & de lait qu'on chaufe, on y met
après une feiziéme partie de ce vin : le tout
fe caille, on le paffe enfuite, & le liquide qui
en refte eft ce que les Anglois apellent petit
Lait de Vin de Montagne.*

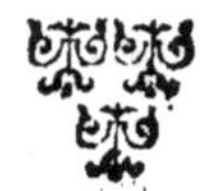

§. 5.

Ce qu'il faut faire pour éviter les influences mal-faines du feu que l'on fait communément à Londres pendant l'Hyver.

Troifiémement, depuis le commencement de Novembre jufque vers le commencement de Février, Londres eft univerfellement couverte d'une fumée nitreufe & fulfurée, caufée par le grand nombre des feux de charbon, par l'abfence du Soleil, & par les conféquences qui s'enfuivent, & qui font la rofée qui tombe, & les vapeurs de la nuit. Dans une faifon pareille, les perfonnes d'une complexion délicate & foible, & celles qui font fujettes aux maladies qui affeƈtent les poumons & les nerfs, doivent, ou aller en Province, ou fe rétirer au logis immédiatement après le Soleil couché, & chaffer l'humidité par des feux chauds, & clairs, & par une agréable converfation ; il faut qu'elles fe couchent de bonne heure, & qu'elles fe levent à proportion plûtôt le matin ; car comme l'abfence du Soleil fait tomber & condenfer les vapeurs fur le foir, de même fon aproche les éleve & les diffipe le matin. Je n'ai pas béfoin d'ajouter, qu'il fera très-à-propos, que ceux qui font valetudinaires, ayent foin que leurs domeftiques, leurs enfans,

ceux avec lefquels ils couchent , & tous
ceux qui les aprochent, avec qui ils demeurent conftamment, & dont les atmofpheres
fe mêlent aux leurs, foient propres, fains,
& nets autant que faire fe pourra , & pour
l'amour d'eux-mêmes, s'ils ne l'étoient
pas, de les éloigner jufqu'à ce qu'ils le
foient. Je n'exhorterai pas non plus à éviter
les chambres moites , les lits humides, &
le linge fale ; ou à éloigner les ordures &
les vilainies ; le luxe des Anglois y a pourvû , en mettant toutes ces chofes au rang
des vices.

§. 6.

Comment on s'enrhume, ou comment la tranf-
piration eft arrêtée.

L'Air eft un Element fluide, dans lequel les parties de toute forte de corps na-
gent comme fi elles étoient dans l'eau.
Mais l'air differe de l'eau en ce qu'il peut
être refferré dans un moindre efpace, &
dans un plus petit volume, comme une
toifon, ou par fon propre poids, ou par
quelqu'autre force ; lequel poids ou force
étant ôtez, l'air récouvre d'abord fon premier volume & fes dimenfions, au lieu
qu'il n'y a point de force qui puiffe réduire
l'eau dans des bornes plus étroites; c'eft-à-
dire, que l'air eft extrêmement élaftique &
jailliffant, mais l'eau ne l'eft point du tout.

Il femble cependant que les parties de l'air
dévroient être plus groffieres que les parties
de l'eau : car l'eau paffera à travers d'une
veffie, & peut par force fe faire un paffage
au travers des pores de l'or ; l'air au contraire ne fera ni l'un ni l'autre. L'air s'in-
finuë dans les cavitez ouvertes de tous les
corps des animaux, par fa vertu élaftique ;
& d'abord que l'enfant, qui n'avoit jamais
réfpire auparavant, eft expofé à l'air, cet
élement fait monter les petites veffies, dont
les poumons font compofez , dans une
érection perpendiculaire fur les bronches
du conduit de la réfpiration, par ce moyen,
l'obftruction, qui provient de l'opreffion de
ces vefficules (qui ne s'élevent que parce
qu'elles font comprimées enfemble, & fe
trouvent les unes fur les autres) étant en
quelque façon ôtée, l'action mufculaire du
ventricule droit du cœur eft capable de faire paffer le fang à travers les poumons dans
le ventricule gauche. Mais ces petites veffies, étant enflées de cette maniere par un
fluide élaftique, preffent, broyent, & rendent les particules groffieres du fang, fi proportionnées, qu'elles peuvent devenir affez
petites pour circuler à travers les autres
vaiffeaux capillaires du corps. Cet air élaftique preffant également par tout, par fon
poids & fon reffort, ferme & bouche les
écailies de l'épiderme des perfonnes robuftes
& faines, de forte qu'il en défend l'entrée

au mélange aqueux & nitreux qu'il contient ; & de cette maniere il leur devient une espèce de bain froid, & les empêche de gagner du froid : Mais à l'égard des personnes maladives, sédentaires, & attachées à l'étude, & de celles qui ont les nerfs affoiblis, dans lesquelles le ressort des couvertures & des écailles, qui défendent l'entrée des conduits de la transpiration, est foible, & qui transpirent peu, ou presque point du tout, & dont le sang est en mauvais état ; les particules nitreuses & aqueuses de l'air entrent librement & promptement par ces conduits dans le sang ; & en rompant ses globules, coagulant & fixant sa fluidité, elles empêchent entierement la transpiration, & bouchent tous les vaisseaux capillaires, les glandes de la peau, & celles des poumons & des passages alimentaires, quand de tels corps sont long-tems exposez à un tel air : Et il est évident que l'air, qui est empesté de telle ou de telle maniere, est capable de produire & d'engendrer tous ces désordres dans le corps. Tant que la transpiration est forte, vigoureuse, & pleine, il est impossible qu'aucun de ces désordres arrive ; parce que la force des vapeurs exterieures de la transpiration, est plus grande que la force par le moyen de laquelle ces mélanges nuisibles entrent ; à moins que le corps ne soit imprudemment exposé trop long-tems, ou

que

que l'action des mélanges aqueux & nitreux
ne soit extrêmement violente. Il arrive de
là, que ceux qui joüiffent d'une pleine fanté, & que ceux qui ont bû des liqueurs fortes affez copieufement, pour avoir par ce
moyen une circulation & une tranfpiration
vigoureufe, gagnent rarement ou ne gagnent prefque jamais de froid. Et c'eft pour
cette raifon que les alimens fucculens & les
bons vins, pris modérement, deviennent
un antidote fi excellent dans les maladies
contagieufes & épidémiques ; non - feulement parce qu'ils banniffent la peur & la
crainte, mais auffi parce qu'ils rendent le
cours de la tranfpiration fi copieux & fi libre, & confervent un atmofphere fi active
& fi vive, qu'ils ne permettent à aucune va-
peur nuifible ni à aucun mélange de l'air
d'y entrer ; mais chaffent & écartent l'en-
nemi au loin. Mais les perfonnes dont les
humeurs font péfantes & vifqueufes, les
fucs maigres & en mauvais état, qui ne
tranfpirent que peu ou point du tout, comme font généralement tous les valetudinaires, les fedentaires, & ceux qui s'atachent
à l'étude, mais particulierement ceux qui
font fujets aux maladies qui affectent les
nerfs, ils doivent néceffairement fouffrir de
ces mélanges empoifonnez qui font dans
l'air, s'ils ne les combattent avec précaution & avec foin, ou s'ils ne prennent d'a-
bord un rémede, ou un antidote quand ils

s'en trouvent empeſtez. Car outre que l'air entre par les conduits de la tranſpiration dans le ſang , toutes les fois que nous mangeons, que nous bûvons, ou que nous réſpirons , nous récevons dans nos corps l'air qui nous environne tel qu'il eſt. Et quand les facultez digeſtives ſont foibles , comme dans les perſonnes dont nous venons de parler , & que la quantité de l'aliment eſt trop grande , ou que ſa qualité eſt trop forte pour elles, le chile eſt trop groſſier, la matiere qui devroit tranſpirer eſt arrêtée , parce qu'elle eſt trop épaiſſe pour ces petits conduits ; & cette maſſe entiere, qui dans une ſanté ordinaire , eſt plus que le double des grandes évacuations , eſt répouſſée ſur les inteſtins, & devient comme des lances , des dards & des armes pour l'air qu'on a reçû du dehors ; qui étant ainſi aiguiſé par les ſels d'un aliment mal digeré , & joint à ſa propre force élaſtique , perce les côtez des vaiſſeaux , entre dans les cavitez du corps , & pénétre entre les muſcles & leurs membranes , & y cauſe avec le tems des vapeurs , y affoiblit les nerfs , y produit des maladies hypochondriaques & hyſtériques, & toute cette noire ſuite de maux , qui font ſouffrir de pareils tempéramens. Je vais maintenant mettre en un petit nombre de Règles générales les précautions qui ſont ici preſcrites.

*Règles générales pour conserver la santé, &
pour prolonger la vie, tirées des qualitez
de l'Air.*

1. La situation la plus saine pour une maison, est de la bâtir dans une campagne découverte, ou sur le côté d'une petite éminence, sur un terrain sablonneux, l'exposer au Midi ou au Couchant, la mettre à l'abri des vents du Nord & de l'Est, l'éloigner de tout grand concours d'eau, de grandes mines ou de lits de minéraux, & où les eaux soient douces, claires, légéres, sans goût & nullement âpres.

2. Les personnes d'une complexion délicate, qui couchent dans des chambres exposées aux vents du Nord ou de l'Est, doivent les changer, & en prendre d'autres qui ayent jour au Midi ou au Couchant, elles feront le contraire dans les saisons humides.

3. Ceux qui ont voyagé long-tems, ou qui ont été beaucoup exposez aux vents du Nord & de l'Est, devroient, en se couchant boire quelque liqueur chaude & claire.

4. Lorsque les broüillards épais, & grossiers sont de longue durée en Hyver à Londres, les personnes d'une complexion délicate, & celles qui ont les nerfs & les poumons foibles, dévroient aller en Pro-

vince, ou le ténir au Logis dans des chambres à feu, fe coucher de bonne heure, & fe lever de bon matin.

5. Les valetudinaires auront foin que leurs domeftiques, leurs enfans, & ceux qui couchent avec eux, ou ceux qui ont affaire à eux & les aprochent continuellement, foient fains, nets, & n'ayent aucun mal ; que s'ils ne le font pas, ils doivent les éloigner jufqu'à ce qu'ils le foient.

6. Ceux qui veulent conferver leur fanté, doivent tenir leurs maifons propres & nettes, de même que leurs habits & les meubles qui conviennent à leur état.

CHAPITRE II.
Du Boire & du Manger.

§. I.

Pour conserver sa santé il faut proportionner la quantité & la nature de l'aliment que l'on prend ; c'est-à-dire, de ce que l'on mange & de ce que l'on boit, aux forces de la digestion.

IL seroit de la derniere consequence, pour nous conserver la santé & prolonger nos jours, que la quantité & la qualité de nôtre boire & de nôtre manger, fussent exactement réglées & justement proportionnées à nos facultez digestives. Nos corps n'exigent qu'une qualité déterminée d'alimens pour leur subsistance ; & si l'on observoit une proportion exacte entre la quantité que l'on en prend & la force de l'estomach, on se garantiroit très-probablement des maladies aiguës, & plus certainement des chroniques, & nous nous rendrions capables de vivre aussi long-tems que nos temperamens étoient originairement durables, sans beaucoup de maladies

& ne douleur Les fources des maladies chro‑
niques font prémierement la vifcofité des
fucs, ou la trop grande étenduë des parti‑
cules qui les compofent, & qui n'étant pas
fuffifamment brifées par les facultez digefti‑
ves, arrêtent ou rétardent la circulation :
C'eft auffi en fécond lieu la trop grande
abondance des fels pleins d'âpreté & d'a‑
crimonie, par le moyen defquels les fucs
même deviennent fi corrofifs, qu'ils cre‑
vent les folides & qu'ils les ufent. C'eft en
troifiéme lieu, un rêlâchement, ou man‑
que d'une force & d'une vigueur néceffaire
dans les folides mêmes. L'excès dans la
quantité engendre le prémier, la mauvaife
qualité de nôtre boire & de nôtre manger
caufe le fecond ; & tous les deux enfemble,
joints au défaut d'un travail convenable,
produifent le troifiéme.

§. 5.

Règles générales par lefquelles les gens vale‑
tudinaires & infirmes doivent juger des di‑
férentes fortes de végétaux ou d'animaux
qui fervent d'alimens, & trouver ceux
qui leur conviennent.

Les alimens font ordinairement en An‑
gleterre les fubftances des animaux. Les
animaux mêmes, auffi-bien que les hom‑
mes, ont leurs maladies, que l'épidémie,

la mauvaife nourriture, l'âge, ou d'autres infirmitez produifent : & ces animaux malades, ne peuvent jamais être un aliment fain & convenable aux hommes. Les animaux adultes abondent plus en fels urineux que les jeunes : leurs parties font plus confolidées & plus compactes, parce qu'elles font plus puiffamment unies, & par conféquent plus dificiles à digérer.

Il eft vrai, que la grande diftinction de la bonne ou de la mauvaife qualité des diférentes fortes d'animaux & des végétaux propres à la nouriture de l'homme, dépend de leur forme, de leur compofition, & de leur nature originelle ; & il n'y a que la feule expérience qui puiffe découvrir cela ; elle dépend auffi du goût particulier, du temperament, & des difpofitions du corps de celui qui s'en nourit. Mais nous en pouvons pourtant juger par le fécours de ces trois principes, à fçavoir : Prémierement, que la force ou la foibleffe de la cohérence des particules des corps fluides, dépend de leur grandeur ou de leur petiteffe ; c'eft-à-dire, que les plus grandes particules font liées plus fermement que les plus petites, parce qu'il y a plus de parties qui viennent s'unir aux grands corps qu'aux petits, & par conféquent leur union eft plus grande. Sécondement, que plus la force [*Momentum*] avec laquelle deux corps fe rencontrent eft grande, plus leur cohéren-

ce est forte, & leur séparation dificile.
Troisiémement, que les sels étant composez de surfaces plates, étant durs, & ré-
couvrant leur figure dans toutes les altérations, s'atachent plus intimement que tous
les autres corps ; leur surface unic fait qu'ils
se touchent & qu'ils s'unissent dans un plus
grand nombre de points. Leur dureté &
leur figure constante les rend durables &
inaltérables ; & par ce moyen ils deviennent les principes actifs, & l'origine des
qualitez des corps : & quand ils sont en-
trez dans la sphére d'activité les uns des
autres, ils s'unissent étroitement en pélo-
tons ; tout cela rend la séparation de leurs
particules originelles plus dificile. De ces
trois principes je conclus, que nous pouvons en général comparer l'une avec l'autre. La facilité ou la dificulté qu'il y a à
digérer ; c'est-à-dire, à rompre en petites
parties les diférentes sortes de végétaux &
d'animaux ; & de cette maniere découvrir
s'ils sont propres ou non à servir d'aliment
aux personnes délicates & valetudinaires.

Aplication de ces règles, où l'on montre que
les végétaux & les animaux qui viennent le
plûtôt en maturité, sont bien plus aisés à digé-
rer que ceux qui ne meurissent que lentement.

1. Toutes ces choses étant suposées égales, les végétaux & les animaux que vien-

nent les plûtôt en maturité, font d'une digeſtion plus légére. Ainſi les végétaux du
printems, comme les aſperges, les frai-
les, & quelque ſorte de ſalades, font d'une
digeſtion plus facile, que les pommes, les
poires, les pêches, & les pavies ; parce qu'ils
renferment moins de feu ſolaire ; leurs parties ſont unies par une chaleur plus foible ;
c'eſt-à-dire, avec moins de viteſſe, & ils
abondent moins en ſels ; on peut même dire qu'ils n'en ont preſque point de gros &
de fixes. Parmi les animaux, ceux qui, en
un an, ou en peu d'années, viennent en
maturité (& multiplient leurs eſpèces)
comme les liévres, les moutons, les ché-
vreaux, les lapins, &c. ceux-là, dis-je,
font beaucoup plus tendres, & ſe digerent
plus vîte, que les vaches, les chevaux, ou
les ânes, (ſi ces derniers ſervoient d'aliment, comme ils en ont ſervi dans les tems
de famine, &c.) Et cela pour la raiſon que
j'ai déja alleguée ; ou parce que leurs parties ſont d'une liaiſon moins ferme. Il eſt à
rémarquer ſur les végétaux qui font le plus
long-tems à meurir, & dont conſéquemment les ſucs participent le plus des rayons
ſolaires, que leurs ſucs fermentez rendent
les plus forts eſprits vineux ; comme les rai-
ſins, les graines de ſureau, & ſemblables :
Et pour les animaux, qui font le plus long-
tems à venir en maturité, on obſerve que
leurs ſucs donnent des ſels urineux des plus
fétides.

2. Tout le reste étant fupofé égal, plus le végétal ou l'animal eft gros & grand dans fon efpèce, plus l'aliment qu'on en fait, eft dur & dificile à digerer. Ainfi un gros oignon, une pomme, ou une poire, & un gros bœuf ou un gros mouton, font d'une digeftion plus dificile que de plus petits de la même efpèce; non-feulement, parce que leurs vaiffeaux étant plus forts & plus élaf-tiques, leurs parties fe joignent avec une plus grande force ; mais auffi parce que les qualitez ont proportionnellement plus de force & d'intenfion dans les grands corps de la même efpèce : Ainfi, les autres cho-fes étant égales, un plus grand feu eft pro-portionnellement plus intenfivement chaud, qu'un plus petit ; & le vin qui eft renfermé dans un grand vaiffeau devient plus fort que celui qui eft renfermé dans un petit ; & par conféquent les fucs des animaux & des végétaux d'une ample groffeur font plus fetides que les fucs de ceux de la même efpèce qui font moins gros.

3. Les autres chofes étant égales, l'ali-ment propre que la Nature a deftiné aux ani-maux, eft d'une digeftion plus facile que les animaux mêmes ; les animaux qui fe nourriffent de végétaux font plus aifément digerez , que ceux qui fe nouriffent d'ani-maux ; ceux qui fe nouriffent de végétaux & d'animaux qui viennent le plûtôt en ma-turité, que ceux qui fe nouriffent de ceux

qui font plus long-tems à meurir. Ainfi le
lait & les œufs font d'une digeftion plus lègére que la chair des bêtes ou des oifeaux ;
les poulets & les dindons font digerez plus
vite, que les canards & les oies : & la perdrix & le faifan font d'une plus lègére digeftion que la beccaffe ou la beccaffine ;
parce que ces derniers ayant le bec long
fucent feulement les fucs animaux ; &
pour les raifons que j'ai déja touchées, les
bœufs & les moutons qui paiffent l'herbe,
font d'une digeftion plus lègére que ceux
que l'on nourrit dans l'étable.

4. Toutes les autres chofes étant pareilles, les poiffons & les animaux marins font
plus dificiles à digerer que les animaux de
terre ; parce qu'ils fe nouriffent généralement des autres animaux, & l'élément falé
dans lequel ils vivent joint leurs parties plus
intimement, les fels ayant une faculté plus
forte de liaifon que les autres corps. Et pour
la même raifon , le poiffon d'eau falée eft
plus oificile à digerer que celui d'eau douce. Ainfi la tortuë de mer eft plus dificile à
digerer que la tortuë de terre ; & l'eftur-
geon & le turbot, que la truite ou la perche.

5. Les autres chofes étant égales , les
végétaux & les animaux qui ont la fubftance graffe, huileufe, & glutineufe, font
d'une digeftion plus dificile, que ceux, qui
font d'une fubftance féche, charnuë , &
fibreufe : parce que les fubftances huileu-

fes & grafles éludent la force & l'action
des facultez digeftives; & leurs parties s'attirent l'une l'autre, & fe lient plus fortement que les autres fubftances ne font,
(excepté les feis) comme le Chevalier
Newton * le rémarque. Leurs parties mol-
les & humides rélâchent & afoibliffent la
force de l'eftomach; & le gras & l'huile
même eft enfermé dans de petites veffies
qui font dificilement rompuës. Ainfi les
noix de toutes les efpèces paffent à travers
les boyaux fans être prefque alterées : Les
olives font plus dificiles à digerer que les
pois; la viande graffe, que la maigre. La
carpe, la tanche, l'anguille, & le turbot,
font d'une digeftion plus dificile que le
merlan, la perche, la truite, ou le merlus.

6. Toutes les autres chofes étant femblables, les végétaux & les animaux, dont
la fubftance eft blanche, ou qui a quelque
raport aux couleurs les plus claires, font
d'une digeftion plus lègére, que ceux dont
la fubftance eft plus rouge, plus brune, ou
tirant fur des couleurs plus ardantes; non-
feulement parce que les parties qui réfléchiffent le blanc, & les plus lègéres couleurs, font moindres en volume, que celles qui réfléchiffent les couleurs les plus

* *Voyez la prémiere Edition Angloife du
Chevalier Newton, fur la lumiere & les
couleurs.*

chargées* ; mais auſſi parce que celles des couleurs les plus foncées abondent davantage en ſels urineux. Ainſi les navets , les panais , & les patates , ſont plus lègéres que les carotes , les chervis , & les betteraves ; les poulets, les dindons, & les lapins ſont plus lègers , que les canards, les oies, les beccaſſes , & les beccaſſines ; le merlan , le carrelet, la perche, & la ſole, ſont plus lègéres que le ſaumon , l'eſturgeon, le harang, & le maquereau ; le veau, & l'agneau ſont plus lègers que les bêtes fauves.

7. Enfin, toutes les choſes étant égales, les végétaux & les animaux d'un goût fort, piquant, aromatique, & chaud, ſont plus dificiles à digerer, que ceux qui ſont d'un goût plus doux, plus tendre, & plus inſipide. Le haut goût vient de l'abondance des ſels : L'abondance des ſels ſupoſe des animaux adultes, comme ceux qui ſont longtems à venir en maturité ; & où les ſels abondent, les parties en ſont plus dificiles à ſéparer, & à digerer. Les plantes fortes, & aromatiques réçoivent, & rétiennent le plus des rayons ſolaires, & deviennent des eſprits ſolides , ou des flammes fixes. Et ceux qui en uſent beaucoup , avalent autant de charbons ardens, qui à la fin enflammeront les fluides & brûleront les ſolides.

* *Voyez le même Auteur.*

§. 3.

Maniere de nourir les animaux, & d'élever les végétaux, pour les rendre plus fains & plus propres à nôtre nourriture.

Il eft très-certain, que plus la fuperiorité, que les facultez digeſtives ont fur la nourriture, eſt grande, ou plus les facultez digeſtives ont de force, à l'égard des choſes qui doivent être digerées ; plus le chile fera fin, la circulation libre, & les efprits vifs & déliez ; c'eſt-à-dire, meilleure fera la fanté. Sur ces propofitions générales, les perfonnes valetudinaires, attachées à l'étude & à la contemplation, qui voudront faire attention à leurs temperamens particuliers, pourront facilement choifir parmi les alimens particuliers de végétaux & d'animaux, ceux qui leur feront les plus convenables. Et fi l'on commettoit en cela quelque erreur, il vaut mieux errer du côté le plus feur, & choifir plûtôt les chofes qui font au-deſſous de nos facultez digeſtives, que celles qui font audeſſus. De plus, dans le choix que nous faifons des animaux pour nôtre nourriture, nous ne devons pas négliger la maniere dont on les engraiſſe, & celle dont on les aprête pour être fervis fur nos tables. Nous ne pouvons prefque avoir aux environs de Londres que de la volaille engraiſſée, ou de la viande de bœuf & de mouton nouris dans l'étable. Il n'en faudroit pas davantage pour faire ſoulever le cœur, que de voir la maniere ſale, mauſſade, & mal-propre, auſſi-bien que les choſes fetides, corrompuës, & mal-ſaines, dont on les nourit. Nous n'ignorons pas qu'un uſage perpetuel de vilaines choſes, la groſſiereté & la malpropreté des alimens corromproient les ſucs, & mortifieroient la ſubſtance muſculaire du corps humain. Les mêmes choſes ne peuvent certainement avoir un meilleur effet dans les bêtes ; ainſi la maniere dont on nourit les animaux dont nous vivons, fait de nos alimens un poiſon.

On peut dire la même choſe des couches échaufées de nos jardins, des plantes & des végétaux qui ne viennent que par force & par artifice. Le ſeul moyen d'avoir une nouriture de viandes ſaines, eſt de laiſſer les animaux dans leur liberté naturelle, à l'air, & dans leur propre élément, de leur donner abondamment à manger, de les tenir dans une propreté convenable, de les mettre à l'abri des injures du tems, quand ils ont envie de ſe rétirer. Je n'ajoûte rien ſur ce qui régarde la maniere de préparer les viandes. Les perſonnes valetudinaires & d'une complexion délicate, celles qui ſont attachées à l'étude & à la contemplation, ou celles qui ont envie de conſerver leur

fanté & de prolonger leurs jours, doivent
fe perfuader, que le fimple bouilli, & le
fimple rôti font affez rélèvez. C'eft l'intemperance qui a inventé les ragoûts, les
foupes fucculentes, les fauces rélèvées, la
pâtifferie, le fumé, le falé, & le mariné ;
pour donner de l'apetit contre nature, &
pour augmenter un fardeau, que la nature
auroit rendu d'elle-même plus que fufifant
pour conferver la fanté, & prolonger la
vie, fans qu'il fût néceffaire d'exciter une
mauvaife complexion & de piquer un palais
vicié. L'abftinence, & des évacuations
convenables, un travail & un exercice propre, rétabliront toûjours un apetit diminué, tant qu'il y aura dans la Nature quelque force & quelque fonds pour y travailler. A peine eft-il permis d'exciter l'apetit,
avec le fécours de la Médécine ; fi ce n'eft
quand les facultez digeftives ont été gâtées
& ruinées par des maladies chroniques, aiguës, & de longue durée. Et auffi-tôt que
l'on eft paffablement rétabli, il faut laiffer
la nature travailler feule à fon propre ouvrage ; & ne fe fervir nullement de ce que
fournit la cuifine ou la Médécine, pour réveiller ou pour augmenter l'apetit.

§. 4. Quel-

§. 4.

*Quelle quantité d'aliment il faut prendre en
général.*

Ce que l'on doit ensuite considerer, c'est
la quantité de l'aliment nécessaire pour entretenir la nature dans un embonpoint raisonnable, sans la surcharger ; à la verité
cela difere selon l'âge, le sexe, la nature,
la force, & le pays d'où la personne est,
& selon l'exercice qu'elle prend. Dans ces
pays du Nord, la froideur de l'air, la force & la grande stature du peuple, demandent de plus grands secours d'alimens, que
dans l'Orient & dans les pays plus chauds.
Les jeunes personnes qui croissent encore,
& celles d'une grande force & d'une haute
taille, en exigent plus que les personnes
âgées, foibles & déliées : mais tout homme, quel qu'il soit, joüira d'une vie plus
saine & plus longue en gardant une temperance continuelle, qu'en vivant autrement.
Et quelques Rémarques générales sur la
quantité de vivres qu'ont pris plusieurs personnes de diférentes Nations, & de diférentes conditions, & avec laquelle elles
ont vêcu en bonne santé, & sont parvenuës
à un grand âge ; peuvent donner quelque
secours aux personnes délicates & valetudinaires, pour règler la quantité convenable qui leur est nécessaire.

C

§. 5.

Le grand avantage d'une diète moderée & d'une nourriture simple, prouvé par l'exemple de plusieurs personnes, qui par ce moyen se sont conservez en santé jusqu'à une extrême vieillesse dans des climats chauds.

C'est une chose surprénante de lire, jusqu'à quel grand âge les Chrétiens de l'Orient, qui, pour éviter les persécutions se rétirerent dans les déserts d'Egypte & d'Arabie, vécurent en bonne santé, en se nourissant de très-peu de chose. Cassien nous aprend, que la mésure commune pendant vingt-quatre heures, étoit autour de douze onces, ou d'une livre ; (car la livre de l'Orient n'étoit que de douze onces) avec de l'eau toute pure pour boire. Saint Antoine vécut jusqu'à 105. ans au pain & à l'eau, ajoûtant seulement quelque peu d'herbes sur la fin de ses jours ; Jaques l'Hermite, 104. Arsenius le Gouverneur de l'Empereur Arcadius, 120. 65. dans le monde, & 55. dans le désert. Saint Epiphane, 115. Saint Jerôme, environ 100. Saint Simeon Stylite, 109. S. Romuald, 120. Et Loüis Cornaro, noble Vénitien, après s'être en vain servi de tous les autres rémedes, de sorte qu'il désesperoit de sa vie à l'âge de 40. ans, récouvra néanmoins la

fanté, & vécut graces à fa tempérance, près
de 100. ans.

§. 6.

Exemples femblables dans les pays froids.

Nôtre climant, comme je l'ai dit, étant
au Nord, demande une plus grande quantité d'alimens, à caufe de la pureté & de la
froideur de l'air, qui rétreffiffant les fibres,
aiguife davantage l'apetit, & rend l'action
de la digeftion plus forte : & à raifon du
travail & de la force du peuple qui dépenfe
plus d'efprits animaux, il eft néceffaire que
l'on mange davantage. Cependant il eft
étonnant de voir, dans quelle vivacité, dans
quelle force, & dans quelle activité une petite quantité de nourriture, conferve, même ici, ceux qui s'y font acoutumez. Bu-
chanan nous aprend, qu'un certain Lau-
rent fe conferva 140. ans, par fa feule tempérance, & fon travail. Spotfwood fait
mention d'un nommé Kentigern, qui fut
après appellé faint Mongah, ou Mungo, de
qui le fameux Puits en Galles tire fon nom,
& qui vécut 185. ans, quoi que depuis qu'il
eut atteint l'ufage de raifon, il n'eût jamais
gouté de vin, ni de liqueurs fortes, & qu'il
dormît fur la dure. Mon digne ami M.
Web, eft encore en vie. Par la vivacité
des facultez de fon efprit, & par l'activité
des organes de fon corps, il fait voir le

grand avantage de la diéte, car il ne fe nourrit que de végétaux & ne boit que de l'eau.
* Le Docteur de Croydon, en fe nourif-
fant feulement de lait, fe guérit d'une maladie, qui étoit incurable par d'autres voies ;
à fçavoir, de l'Epilepfie ; & vécut en parfaite fanté feize ans après, jufqu'à ce qu'un
accident l'enleva de ce monde : j'ai déja
raconté de cette hiftoire du Lait dans mon
Traité de la Goute. Un Pêcheur nommé
Henri Jenkins, vécut 169. ans : fa nouriture étoit acide & groffiére, comme fon
Hiftorien nous l'aprend, je veux dire, fimple & rafraîchiffante ; & l'air où il demeuroit,
étoit fubtil & pur ; à fçavoir, à Allerton fur
Sevale dans le Comté d'York. Parr mou-
rut feize ans plus jeune ; à fçavoir, à l'âge
de 152. ans & neuf mois ; fon boire, &
fon manger étoient de vieux fromage, du
lait, du pain groffier, de la petite biere &
du petit lait : Et fon Hiftorien nous dit qu'il
auroit pû vivre bien plus long-tems, s'il n'a-
voit point changé d'air, & quitté fon régime de vie, en venant d'un air pur, clair,
& libre, dans l'air épais de Londres ; où
après avoir vécu à la campagne d'une nourriture toûjours égale, fimple, & groffiére,
il fut réçû dans une fomptueufe famille, où
il étoit traité de mets délicats, & bûvoit copieufement des meilleurs vins : de cette ma-

* *Voyez un Effai fur les Eaux de* Bath,
& fur la Goute.

niere les fonctions naturelles des parties
étant furchargées, & la difpofition de tout
le corps entierement déréglée, il ne pouvoit bien-tôt s'enfuivre qu'une diffolution.
Le Docteur * Lifter fait mention de huit
perfonnes dans le Nord d'Angleterre, dont
les plus jeunes avoient plus de 100. ans,
& les plus vieux 140. Il dit, qu'il eft bon
de rémarquer, que la nourriture de tout ce
pays montagneux eft exceffivement groffiére. Et certainement il n'y a point d'endroit dans le monde, où l'on puiffe plus
probablement prolonger la vie, qu'en Angleterre, & particulierement dans ces endroits, qui ont un air libre, & un terrain
fabloneux & marné, fi l'on ajoûtoit à un
exercice convenable, l'abftinence & des
alimens fimples.

* *Voyez les Mémoires de la Societé Royale
abregés par Lowthorp.*

§. 7.

*Détermination particuliere du poids d'alimens
le plus convenable aux perfonnes foibles
délicates, & fédentaires.*

* J'ai offert ailleurs de déterminer la
quantité d'alimens qui fufit pour maintenir

* *Voyez l'Effai dont on vient de faire la
rémarque.*

un homme d'une ftature ordinaire, & qui n'eft attaché à aucun emploi laborieux, en fanté, en vigueur & dans un embonpoint raifonnable; à fçavoir, 8. onces de viande, 12. de pain ou d'aliment végétable, & environ une pinte de vin, ou de quelque autre bonne liqueur en 24. heures. Mais il faut que les valetudinaires, & ceux qui ont des emplois fedentaires, ou qui attachent fortement leur efprit à l'étude, diminuent cette quantité, s'ils veulent conferver leur fanté, & avoir l'efprit libre long-tems. Les hommes fédentaires & apliquez à l'étude, doivent néceflairement boire & manger beaucoup moins qu'ils ne feroient, s'ils étoient engagez dans une vie active. Car comme ils manquent de cet exercice qui eft néceflaire à la concoction & à la tranfpiration, que leurs nerfs font plus ufez par les aplications d'efprits, qu'ils ne le feroient par le travail du corps, s'ils s'abandonnent trop librement à la bonne chére, il faut néceflairement que leurs fucs deviennent vifqueux, & que leurs eftomacs fe relâchent. Il faut que celui qui veut avoir la tête libre & dégagée, ait l'eftomac pur & net. C'eft par la négligence de ces chofes, que nous voyons tant de ces Meffieurs de robe longue, hypochondres, mélancoliques & fujets aux vapeurs; l'exercice & l'abftinence en font le feul rémede.

§. 8.

Du *mal que produit la réplétion & l'habitude de manger trop.*

On doit attribuer à la réplétion, la plûpart des maladies chroniques , les infirmitez de la vieillelle & le court période de la vie des Anglois. Ceci eſt manifeſte par ce qui ſuit. En effet neuf fois contre une, l'évacuation d'une ſorte ou d'autre eſt leur rémede : car non-ſeulement les ventouſes, les ſaignées, les véſicatoires, les cautères, les purgations, les vomitifs & les ſudorifiques ſont des évacuations manifeſtes , ou des écoulemens qui détachent les ſuperfluitez que l'on avoit priſes, mais l'abſtinence même , l'exercice , les altérans , les cordiaux , les choſes ameres & alexipharmaques ne font que de diférens moyens de diſpoſer les humeurs groſſiéres à s'évacuer plus vîte par la tranſpiration inſenſible ; avant que le chyle nouveau & bien digeré, & que les ſucs doux & diminuez prennent leur place pour rétablir la diſpoſition du corps. Or il ſeroit bien plus aiſé, de même qu'il ſeroit & plus ſûr & plus éficace , de prévenir la neceſſité de telles évacuations, que de s'y expoſer Et chacun peut dans ces cas chroniques , en évitant les grands repas, ou en s'abſtenant de viandes

& de liqueurs fortes, pendant quatre ou cinq jours, perdre une livre de sang, prendre une purgation, où se faire suer, aussi éficacement que par la saignée, par les pillules ou par les bolus sodorifiques.

§. 9.

De l'usage des purgations, quand on a fait quelqu'excès.

C'est pourquoi je conseille à tous ces Messieurs qui menent une vie sédentaire, & qui s'apliquent à l'étude, d'user autant qu'il leur sera possible, d'abstinence, comme étant conforme à la conservation de leurs forces, & à la liberté de leurs esprits : ce qu'ils devroient faire aussi-tôt qu'ils sentent des pèsanteurs, des inquiétudes, des insomnies, ou une aversion pour l'étude ; ou en diminuant la moitié de la quantité de viande & de liqueur forte qu'ils avoient coûtume de prendre, jusqu'à ce qu'ils ayent récouvré leur gayété & leur liberté ordinaire en se nourissant entierement, pendant un tems raisonnable, de végétaux, tels que sont le sago ; le riz, & semblables ; & en bûvant seulement un peu de vin bien trempé d'eau. Et s'ils ont dessein de conserver leur santé & leur temperament, & de prolonger leurs jours ; il faut, ou qu'ils fassent inviolablement maigre un

jour ... ... la fémaine ; ou fi le maigre
les incommode tout-à-fait qu'ils prennent
une fois la fémaine , ou tous les quinze
jours , ou au p'us tard une fois le mois ,
quelque purgation domeftique , qui ne les
obligera , ni à faire diéte , ni à garder le
logis ; mais qui poura fortifier les boïaux ,
& décharger les humeurs fuperfluës. Par
exemple une dofe, de 6 ou 7 pillules Ecof-
foifes ; une demi dragme de *pilulæ ftoma-
chicæ cum Gummi* , avec trois ou quatre
grains de Diagrid mêlez , une demi dragme
de *Pilule rupt.* deux onces de *Hiera Picra* , avec une dragme de firop de Nerprun , deux onces d'Elixir *falutis* ;
(ou ce que je préfére à tous ceux-ci) cette
préparation de Rhubarbe.

*Prenez deux onces & demi de la meilleure
Rhubarbe en poudre ; une dragme de fel
de Wormwood ; une demi once d'écorce d'O-
range ; deux Scrupules de Mufcade rapée ;
une demi dragme de Cochenille. Infufez le
tout pendant* 48. *heures fur un feu lent ,
dans une Quarte de véritable arrack. Cou-
lez le , & le mettez dans une bouteille bien
bouché pour l'ufage.*

On peut prendre de ceci deux ou trois
cueillerées, deux ou trois fois la fémaine ,
ou quand on le jugera à propos , fans in-
terrompre fes afaires, ou fes études : & fi

on le trouve néceffaire, on poura conti•
nuer d'en prendre même jufqu'à la vieilleffe. Tant l'Aphorifme du vieux Verulam
eft vrai : *Nihil magis conducit ad Sanitatem
& Longævitatem , quam crebræ & domefti-
cæ purgationes.* Rien ne contribue davantage à conferver la fanté & à prolonger la
vie , que les fréquentes purgations domeftiques. Et il faut néceffairement que Meffieurs les gens de Robe longue , & ceux
qui s'apliquent à l'étude & à la contemplation , fuivent l'avis du Chevalier Scarbo-
rough , de la maniere qu'il fut donné à la
Ducheffe de Portfmouth : *Il vous faut moins
manger, ou prendre plus d'exercice ; ou vous
purger , ou être malade.*

§. 10.

Comment les gens d'étude peuvent juger s'ils mangent trop.

Ceux qui ont écrit fur la fanté, ont donné plufieurs règles , par lefquelles on peut
connoître quand quelqu'un a fait des excès
à un repas : Je crois , que l'on n'a befoin
que de cette courte règle, qui eft : Si quelqu'un a bû ou mangé affez , pour fe rendre
incapable de remplir les devoirs de fa profeffion , & de s'apliquer à l'étude (après
avoir été affis en répos pendant une heure
pour avancer la digeftion ;) il s'eft furchar-

gé. Je parle seulement de ceux qui, par le cours ordinaire de leurs vies, sont atachez à l'étude; car ceux qui ont des emplois méchaniques, doivent avoir égard au corps, qui est l'autre partie du composé. Si les personnes délicates, & les Gens de Lettres vouloient suivre cette Règle, on se serviroit très-peu de Médécins & de médécines dans les cas chroniques. Ou s'ils ne vouloient seulement manger qu'une partie de viande d'animal, au grand répas, & les deux autres parties d'alimens végétables, & boire seulement de l'eau avec une cueillerée de vin, ou de la petite biere bien claire; leurs apetits seroient une règle suffisante pour déterminer la quantité de leur boire & de leur manger. Mais la varieté des mets inventez par les rafinemens de l'Art de la Cuisine, & l'excellent vin que l'on boit, après chaque morceau, la trop grande indulgence des Meres & des Nourices à gorger les enfans, ont tellement élargi & allongé l'estomach, que pour la plûpart des Gens on ne sçauroit répondre de leurs apetits. C'est une chose étrange de s'imaginer que des hommes sensuels, oisifs, & d'une complexion infirme, se croyent capables de porter des fardeaux de viandes de haut goût, & de liqueurs brûlantes, sans douleur & sans préjudice de leur santé; tandis que des hommes d'un temperament robuste, & employez aux travaux du corps,

peuvent à peine parvenir à quelque grand
âge en santé & en vigueur , quoi que leur
aliment soit simple, grossier, & seulement
presque de végétaux.

§. II.

Comment on peut à peu près juger à l'œil de
la juste quantité d'aliment qu'on doit pren-
dre , sans s'embarasser de le peser .

Puis donc que nos apétits nous trom-
pent, & que le poids & la mésure nous
incommodent généralement tous ; il faut
que nous ayons récours à une règle indé-
pendante de nos sensations, & qui soit libre
de peine & d'incommodité inutile. Pour
trouver cette règle , je ne sçai rien de meilleur que de boire & de manger , pour ainsi
dire, à l'œil ; c'est-à-dire, de déterminer
prémierement tout , ou par poids ou par
mésure, ou par des expériences & des observations particulieres , le volume ou le
nombre de bouchées de viande, & le nombre de verres de liqueurs fortes, où nous
nous trompons le moins ; & alors déterminer à l'œil une quantité égale en tout
tems pour l'avenir : Ainsi les deux ailes d'un
poulet de moyenne grandeur, ou une aile
& les deux cuisses ; trois côtes d'une poitrine médiocre de mouton, deux petites tranches de l'épaule ou du gigot , en laissant à

part le gras & la peau ; quelque peu moins
de bœuf, peuvent fuffire pour la viande,
au grand répas. Car la Providence nous a
formés de telle maniere, que nous n'avons
pas béfoin de règler nos alimens, felon les
proportions Mathématiques ; un peu de
plus ou de moins ne fera aucune altération
dans nôtre fanté. Pour ce qui régarde le
porc & toutes les fortes de chairs de co-
chon, je crois qu'on doit les interdire aux
perfonnes valetudinaires & à celles qui s'a-
pliquent à l'étude, comme elles l'étoient
aux Juifs par un précepte que Dieu leur en
avoit fait. Ce font les plus fales des bêtes
dans leur manger ; & leurs fucs font les
moins doux ; leur fubftance furcharge exceffivement ; & ils font les plus fujets de
toutes les bêtes, à la putréfaction & aux
maladies de l'épiderme : de forte que dans
les tems d'une pefte, ou de quelque maladie épidémique, toutes les Nations pruden-
tes les détruifent tous, comme les peuples
du Midi détruifent les chiens enragez dans
les plus grandes chaleurs ; il femble par la
même raifon qu'on devroit interdire l'ufage des poiffons aux valetudinaires. Car la
plûpart des poiffons vivent dans un élement
falé, & ne viennent feulement dans les rivieres d'eau douce que pour y frayer avec
plus de répos & de commodité. Ceci rend
leurs parties plus fermement unies & d'une
digeftion plus difficile. Outre cela, comme

je l'ai remarqué auparavant, ils se mangent les uns les autres, & leurs sucs abondent en un sel qui corrompt le sang, & engendre des maladies chroniques. Aussi l'on rémarque toûjours, que ceux, qui se nourrissent beaucoup de poisson, sont infectez du scorbut, d'éruption de peau, & d'autres maladies causées par un sang corrompu. Tout le monde se trouve plus pèsant & plus alteré qu'à l'ordinaire après avoir mangé dans un répas beaucoup de poisson, quelque frais qu'il puisse être; & ordinairement on est obligé d'avoir récours à des esprits & à des liqueurs distillées, pour en faire la digestion. De sorte qu'il a passé en proverbe parmi ceux qui en mangent beaucoup dans leurs répas, que l'eau de vie est du Latin pour le poisson. D'ailleurs, c'est une observation aussi constante que certaine, qu'après un grand répas de poisson, même à midi, on ne dort jamais si bien la nuit suivante. Ce peu d'idées suffit, en gros, aux personnes valetudinaires pour déterminer à l'œil la quantité de viande solide qu'elles mangent ou qu'elles doivent manger : Car je crois que les quantitez susdites sont plutôt un peu au-dessous de huit onces qu'au dessus. Quant aux bouillons, aux soupes, & aux gelées, s'ils sont forts en jus, je les crois égales en substance & plus dificiles à digerer que le même poids de viande solide ; & trois ou quatre cueillerées ordinaires, au plus, font une once en poids dans les liquides ; & environ le double des bouchées ordinaires , fait le même poids en viande folide ; car l'exactitude n'eft pas néceffaire ici.

§. 12.

Le grand avantage qu'il y a de boire de l'eau
pour conferver fon apétit , & fortifier
l'eftomach, & aider la digeftion.

La boiffon eft l'autre partie de nôtre nourriture. La boiffon ordinaire ici en Angleterre eft ou de l'eau , ou de la biere, ou du vin, ou un mélange de ces liqueurs, car on ne boit le cidre & le poiré que dans peu d'endroits, & plûtôt pour le plaifir & la varieté que pour l'ufage ordinaire. Sans contredit, l'eau a été la prémiere boiffon, comme elle eft le feul & unique fluide propre à délayer, humecter, & rafraichir, qui font les fins de la boiffon deftinées par la nature ; car il n'y a dans la nature que trois autres liquides, le Mercure, la Lumiere, & l'Air, dont aucun ne convient au breuvage des hommes. L'eau eft donc le plus fimple dont ils puiffent ufer : & ç'eût été un grand bonheur pour le Genre humain, que les autres liqueurs artificielles & mixtionnées n'euffent jamais été inventées. Dans mes obfervations, ce m'a toûjours

été un fpectacle fort agréable de voir, avec
quelle fraicheur & quelle vigueur, ont vêcu en fanté, en gayeté, & en joie, jufqu'à un grand âge, ceux qui, quoi qu'ils
mangeaffent librement de la viande, ne
bûvoient cependant rien que ce pur élement. L'eau feule eft fufifante, & peut
éficacement fubvenir à tout ce que le béfoin de boire exige. Les fortes liqueurs
n'ont jamais été deftinées pour l'ufage ordinaire : on les gardoit autrefois (ici en
Angleterre) comme les autres Médécines
dans les boutiques des Apoticaires ; & les
Médécins les ordonnoient , comme ils
font le Diafcordium & la Theriaque de
Venife ; pour rafraichir ceux qui étoient fatiguez, fortifier les foibles, encourager les
timides, & rélèver les cœurs abatus. Et fi
nos gens continuent à ufer des liqueurs,
autant vaudroit les voir s'affeoir à table autour d'un plat de Teriaque de Venife, ou
de confection du Chevalier Rawleigh, avec
une bouteille de Cordial hifterique ; que
de les voir autour d'une bifque d'Ecreviffes,
& d'une mâchoire de bœuf, ou d'un pâté
de venaifon, avec une bouteille de vin de
l'Hermitage ou de Tockay ; ou, ce que
quelques-uns préferent à l'un & à l'autre
de ces vins, autour d'une jatte de Punch. *

auffi

---

* *Boiffon commune en Angleterre,* voyez
la fuite.

auſſi ne déſeſperai-je pas d'aprendre bien-
tôt qu'on le fait, puiſque le Laudanum
eſt déja ſervi dans les feſtins, & dans les
régals. A préſent le vin eſt devenu auſſi
commun que l'eau, & à peine les honnêtes gens humectent-ils leur manger avec
quelqu'autre liqueur. Auſſi voyons-nous
par une expérience journaliere, que (comme les cauſes naturelles produiſent toûjours leurs propres effets) leur ſang s'en-
flamme & produit la Goute, la Pierre, le
Rheumatiſme , des Fiévres chaudes , des
Pleureſies , la petite Verole, ou la Rougeole, leurs coleres les portent aux que-
relles , au meurtre, & au blaſphême : leurs
ſucs ſont deſſéchez , & leurs ſolides brûlez
& ridez. Ceux qui ont bon apetit & qui
digerent bien, n'ont jamais béſoin de fortes liqueurs pour fournir ce qui manque
aux eſprits : de telles liqueurs ſont trop volatiles & fugitives pour être d'aucune ſoli-
dité ou d'aucune utilité dans la vie. Deux
onces de viande bien digerée produiſent
une plus grande quantité d'eſprits, plus
utiles & plus durables, que dix fois autant
de liqueurs fortes , que le ſeul excès & la
convoitiſe rendent néceſſaires. Heureux
parmi les honnêtes gens ceux que leurs
peres & meres, ou l'averſion naturelle pour
les liqueurs fortes, ou que la providence,
ont élèvé juſqu'à l'âge de maturité & de
diſcretion, ſans ſe ſervir & ſans ſouhaiter

aucune quantité un peu confiderable de ces fortes de liqueurs : leurs paffions ont été plus calmes, leurs fenfations plus excellentes, leurs apetits moins déréglez , & leur fanté plus conftante qu'aucune autre caufe naturelle n'auroit pû la produire. Et mille fois heureux ceux qui continuent ce genre de vie jufqu'à leurs derniers momens. Rien n'eft plus ridicule que le prétexte ordinaire que l'on allegue pour continuer de boire quantité de ces liqueurs fpiritueufes ; à fçavoir, qu'on eft acoûtumé de boire de cette maniere, & l'on s'imagine qu'il eft dangéreux de quiter cette habitude tout d'un coup. Par la même raifon, il n'y auroit pas moins de danger de laiffer celui qui feroit tombé dans l'eau ou dans le feu, que de l'en rétirer foudainement. Car ni l'un ni l'autre de ces élemens ne le détruira pas plus certainement, avant fon tems, que l'excès des liqueurs fortes. Si l'on peut fupofer que la quantité des liqueurs fortes, aufquelles on a été acoûtumé, eft préjudiciable à la fanté , & introduit des humeurs dangéreufes dans la difpofition du corps, le plûtôt qu'on en rétranche l'ufage, c'eft le meilleur. Dans une maladie aigüe perfonne ne craint de fe priver de liqueurs fortes, quelque quantité qu'on en ait pû boire en tems de fanté : & cependant tout changement foudain d'humeurs feroit non-feulement plus dangéreux alors , qu'en tout autre tems ; mais aussi il arriveroit plus vite, dans de pareilles crises. Car tout le système des fluides; étant en fermentation, de petites altérations alors , ou de petites erreurs, ne seroient pas seulement plus fatales, mais plus claires & plus sensibles. Et si quelqu'un est en danger par un changement pareil & soudain, il ne peut pas vivre long-tems en avalant tant de poison. Mais le fait en question est faux & sans fondement. Car j'ai connu & rémarqué que, de discontinuer soudainement de boire de grandes quantitez de vin, & de manger aussi beaucoup de viandes, produisoit de bons effets sur ceux qui avoient été long-tems acoûtumez à l'un & à l'autre. Je suis prêt à nommer les personnes , & je n'ai jamais rémarqué qu'aucune mauvaise conséquence en soit arrivée en quelque cas que ce soit. Ceux qui ont fait de continuels excès , & dont les temperamens ont été entierement ruinez, ont vécu plus long-tems , & ont moins soufert dans leurs maladies en rénonçant soudainement à l'excès : & ceux qui ont eu un fonds de santé à vivre plus long-tems, se font mieux portez, & sont parvenus de cette maniere à leur terme. Je consens que tout homme, qui a été acoûtumé à boire du vin, ou de fortes liqueurs, en boive une pinte en 24. heures, & je suis très-assûré, que cette quantité suffit pour

la fanté , quelque forte que fon habitude
ait été. A la verité leurs efprits peuvent
au commencement devenir foibles & lan-
guiffans , faute de la chaux vive & du feu
qu'on leur fourniffoit. Mais, dans un cas
pareil, la foibleffe des efprits n'eft pas une
maladie , & ceux qui la foufrent quelque
tems , font liberalement récompenfez par
la fanté , la tranquilité , & la liberté des
efprits, dont ils joüiffent après : pour ne
rien dire du bonheur qu'ils ont d'être dé-
livrez de la tyrannie d'une habitude fi mauvaife & fi criminelle. Il fuffira à ceux qui
font d'un temperament délicat , ou qui
font atachez à l'étude ou à la contemplation , de boire au grand répas trois verres
d'eau avec une cuillerée de vin. Et comme le dit le Chevalier Temple , un verre
pour vous-même , un autre pour vos amis,
un troifiéme pour la gayeté , & un quatriéme pour vos ennemis , c'eft boire plus
que fufifamment.

§. 13.

Mauvais éfet de la fauffe opinion où l'on eft,
qu'il faut boire copieufement du vin quand
on s'eft rempli de viandes.

La grande erreur que l'on commet dans
cette affaire eft, que la plûpart des hommes
s'imagine que l'yvreffe eft le feul rémede

pour la gourmandife ; & qu'un excès de
vin eft la guérifon d'une indigeftion de viande : ce qui eft la chofe du monde la plus
fauffe & la plus contraire à la nature ; c'eft
allumer, comme on dit, la chandelie par
les deux bouts. Car, prémierement, le vin,
& toutes les autres liqueurs fortes, font
auffi difficiles à digerer, & demandent autant de travail des facultez digeftives, que
la force nourriture elle-même. Ceci n'eft
pas feulement évident par raport au perfonnes d'un eftomach foible, mais auffi parce que les perfonnes faines qui ne boivent
que de l'eau ou de la petite biere, pourront
manger & digerer prefque le double de ce
qu'elles pourroient faire, fi elles bûvoient
des liqueurs fortes à leurs répas ; comme
chacun en peut faire l'expérience, s'il le ju-
ge à propos. L'eau eft le feul menftrue ou
diffolvant univerfel, & celui qui humecte
le plus feurement tous les corps propres
pour l'aliment ; au contraire il y en a beaucoup que les liqueurs fpiritueufes non feulement ne diffoudront pas, mais qu'elles
durciront même & qu'elles rendront plus
dificiles à digérer ; particulierement les fels
des corps, dans lefquels confiftent leurs
qualitez actives, c'eft-à-dire, celles qui peuvent nuire le plus à nos temperamens. J'ai
connu des hommes d'une complexion foible & délicate, qui ne pouvoient ni manger
ni digerer en bûvant du vin, & qui en bû-

vant au répas de l'eau commune & la bûvant chaude, ont récouvré leur apetit ; la
digeftion s'eft rétablie, ils fe font bien portez, & ont gagné de l'embonpoint. Il eft
vrai que les liqueurs fortes, par leur chaleur & leur aiguillon qui agit fur les organes de la digeftion, en augmentant la vi-
teffe du mouvement des fluides, & par ce
moyen animant les autres fonctions animales, diffipent par une gaieté plus préfente,
le fardeau qui furcharge l'eftomac : mais
outre le préjudice qu'une telle quantité de
vin fait enfuite à l'eftomach & aux fluides,
par fa chaleur & fon inflammation, l'aliment eft précipité dans le corps, fans être
cuit, & y met une caufe de fiévre ou d'un
accès de colique, ou de quelque autre maladie chronique.

§. 14.

*Mauvaifes conféquences de l'ufage où l'on eft,
de boire purs des vins qui ont beaucoup de
corps ; & qu'il vaut beaucoup mieux boire un vin leger, & d'une médiocre force,
ou un vin fort bien trempé d'eau.*

Je rémarquerai une autre erreur, qui eft
la paffion extraordinaire que les gens au-
deffus du peuple (ici en Angleterre) ont
depuis peu pour les vins forts & violens : je
n'en fçaurois deviner la raifon, fi ce n'eft
celle qu'aportent les plus francs, je veux

dire le vulgaire, en préfentant de l'eau de
vie à boire, que c'eft afin de s'enyvrer plûtôt. Car certainement les vins médiocres
& plus lègérs, enflammant moins les fucs
animaux, quittent plus facilement l'eftomach, & donnent plus de lieu à la gaieté &
à une longue converfation. L'excès qu'on
en fait, caufe moins de mal, & l'on y apporte plûtôt rémede. Mais il y a des degrès dans cette matiere. *Nemo repente fuit
peſſimus. Peiſonne n'eſt devenu très-méchant
tout d'un coup.* On commence par des vins
foibles ; mais l'ufage & la mode les font
bien-tôt quitter ; ils laiſſent l'eſtomach fade
& mal fain ; on a récours à des vins plus
forts, & encore plus forts ; on s'éleve par
degrez plus haut, & on paſſe de l'Eau de
vie, aux Eaux des Barbades, & aux Efprits
doublement diſtillez ; jufqu'à ce qu'enfin
on ne peut rien trouver d'aſſez chaud. Ceux
qui ont quelqu'égard à leur fanté & à leur
vie, devroient trembler aux prémieres demandes qu'ils font de liqueurs fi pernicieu-
fes. On ne devroit jamais boire de ces
Eaux fortes, que par l'ordre d'un Médécin,
ou à l'agonie. Car quand des perfonnes
font parvenus à cet état, que les fortes liqueurs deviennent néceſſaires à leur plaifir,
& à la liberté des efprits ; on peut avec juſtice les mettre au nombre des morts ; tant
par raport au peu de tems qu'elles ont à vivre, qu'au peu de fervice qu'elles peuvent

se rendre, & au genre humain. Je ne parle
pas ici de ceux qui ont actuellement un accès de Goute, ou de Colique dans l'estomac (*Nous ne devons pas mourir de peur de
mourir.* Je ne récommande pas non plus le
verjus, ou les vins verds. Mais je suis bien
asseuré, tant par la raison que par l'expérience, que les vins légers d'une force moderée, bien meurs & de deux ou trois feuilles, sont beaucoup préferables pour la gaieté & la conversation, beaucoup plus sains
pour les temperamens des hommes, &
beaucoup plus propres pour la digestion,
que les vins chauds & forts. On ne devroit
jamais boire de vins spiritueux, forts, &
pesans, sans les détremper suffisamment
avec de l'eau ; au moins, on ne devroit
s'en servir, que comme d'Eau de vie, ou
d'esprit, & comme d'un cordial. *Ad sum-
mum tria pocula sume.* Or, n'en prénez
tout au plus que trois verres. Tout ce qu'il
y a de plus est excès, & nous oblige d'en
faire pénitence.

§. 15.

*Boire, principalement des liqueurs spiritueu-
ses, pour faire révenir les esprits dans les
vapeurs, & la mélancholie, augmente le
mal au lieu de le guérir.*

Je n'ai pas ici dessein d'interdire les
moyens innocens dont se sert pour ani-

mer la converfation, charmer les chagrins,
augmenter l'amitié, & pour réveiller & rélèver les efprits abbatus, le verre à la main
dans un répas d'amis fociables. J'aprouve
même la gaieté renfermée dans des bornes
Chrétiennes, & qui n'a point de mauvaife
fuite. Les perfonnes fobres récevront peu
de préjudice de ces fortes de petites débauches, quand elles n'arrivent que rarement,
& particulierement quand ils les corrigent
enfuite, par une plus grande abftinence.
Mais le plus bas caractere qui foit dans la
vie, eft celui d'un yvrogne. S'il n'y avoit
que les fcélerats, les gens de néant & per-
dus de débauches, qui s'abandonnaffent à
ces excès ; les éforts que l'on feroit pour
les en rétirer, feroient auffi vains, que
ceux que l'on feroit pour arrêter une tem-
pête, ou calmer un orage. Mais à préfent
que le vice eft devenu épidémique : puifqu'il s'eft gliffé non-feulement parmi les
artifans & les gens de métier, mais parmi
ceux qui ont le génie le plus brillant, le
goût le plus fin & les qualitez de l'efprit
les plus acomplies ; & même, le dirai-je,
dans la partie du genre humain la moins
corrompue, parmi des perfonnes du fexe
d'un efprit très-poli, & de la vertu la plus
févere ; & ce qui eft encore de plus fur-
prénant, celles mêmes, qui à tous autres égards font irréprochables, puis que,
dis-je, les chofes en font là, il ne fera

pas mal à propos de faire voir, jufqu'à l'é-
vidence d'une démonſtration , la folie
auſſi-bien que le défavantage d'un pareil
genre de vie. Un accès de colique, ou de
vapeurs , un malheur domeſtique , un accident, la mort d'un enfant, ou d'un ami,
avec l'aide d'une femme de chambre ,
d'une Sage-femme, ou d'une voiſine, produiſent ſouvent les ſources & les cauſes
importantes d'un éfet ſi fatal. Une petite
défaillance demande quelques goutes d'eſprits , qui coulent vite ſous le nom de
Médécine ; les goutes engendrent les petits coups ; & les petits coups ſe produiſent ſouvent , jufqu'à ce qu'ils deviennent
ſans poids & ſans méſure ; de ſorte qu'enfin la pauvre créature ſoufre un vrai mar-
tyre , entre ſa modeſtie naturelle, la grande néceſſité de cacher ſes demandes ; &
ce qu'il y a encore de plus grand , entre
les moyens de les ſatisfaire. Ces goutes &
ces petits coups ayant engendré de plus
grands & de plus rudes accès hiſtériques ,
des tremblemens, & de convulſions, produiſent une néceſſité ulterieure de goutes,
de petits coups , & de demi-ſeptiers ; jufqu'à ce qu'une hydropiſie favorable , des
convulſions , un atrophie de nerfs , ou
une diarrhée colliquative, les délivre d'un
état ſi déplorable , ſi une fiévre , ou une
frénefie ne le fait pas. Les plus triſtes réflexions ſe font ſouvent élevées dans mon

efprit, quand j'ai vu que mêmes certaines
perfonnes qui paroiffent d'ailleurs vertueu-
fes & de bon fens étoient tellement garro-
tées de ces chaînes & de ces fers, qu'elles
les ont portez jufqu'au tombeau. Elles
étoient fourdes à la raifon & à la Médécine, à leur propre expérience, & même
aux paroles formelles de l'Ecriture, qui dit:
Que l'yvrogne *n'héritera pas le Royaume du
Ciel.* Encore fi ce poifon charmant les gué-
riffoit actuellement, ou adouciffoit leurs
maux de tems en tems ; on pouroit dire
quelque chofe pour excufer la folie & la
frénefie d'un pareil genre de vie. Mais au
contraire il irrite toûjours & augmente tous
leurs fymptomes & enfuite leurs foufran-
ces, excepté quelques moinens immediate-
ment après qu'on l'a pris; & chaque petit
coup produit la neceffité de deux autres,
pour guérir les mauvais éfets du prémier ;
& on achéte le plaifir d'une minute par plufieurs heures de peines & de mifere plus
grande ; outre que la maladie devient plus
incurable. L'abatement d'efprit n'eft pas en
lui-même une maladie : outre cela il y a
dans l'Art des Rémedes qui le foulageront
toûjours, auffi long-tems qu'il reftera quelqu'huile dans la lampe ; & c'eft en vain
qu'on tâche de reffufciter un mort. L'exercice, l'abftinence, & les évacuations convenables, avec le tems & la patience, le
rendront continuellement fuportable, &

très-souvent le guériront parfaitement S'habituer aux petits coups de fortes liqueurs, c'eſt tout d'un tems abandonner le tout ; car ni le Laudanum , ni l'Arſenic , ne tueront pas plus certainement, quoique plus vite. C'eſt badiner, que de prétendre que c'eſt une médécine , ou un rémede préſent. Les cordiaux de quelque ſorte qu'ils ſoient, même ceux que l'on tire des boutiques des Apoticaires , ne font que ſuſpendre le mal pour un tems , pour gagner du délai , juſqu'à ce que les rémedes propres & qui ont la vertu de les déraciner puiſſent avoir lieu : & l'on ne doit jamais s'en ſervir deux fois : immédiatement l'une après l'autre, que dans la derniere néceſſité. Je puis dire avec ſincerité que s'il y avoit un fonds de vie , & nulle maladie incurable compliquée avec l'abatement & la foibleſſe , je n'ai jamais manqué de ſoulager par l'uſage d'autres rémedes propres les hypochondriaques , ceux qui étoient ſujets aux vapeurs , & les hyſtériques ; & de les ſoulager de maniere à leur rendre la vie tolerable , pourvu qu'ils vouluſſent ſe laiſſer gouverner , & ſuivre le régime que je leur preſcrivois. La néceſſité du ſujet m'a forcé de parler de cela, comme i'ai fait, mais il eſt ſi déſagréable de le faire , que je n'en dirai pas davantage.

§. 16.

Du Punch, *& du péril qu'il y a à en boire.*

Après les petits coups d'eau de vie , il n'y a point de liqueur qui mérite davantage d'être notée d'infamie, & d'être bannie des répas des Perfonnes délicates, valetudinaires , & attachées à l'Etude, que le Punch. C'eſt une compoſition des Parties, dont il n'y en a pas une qui foit faine, ou bienfaifante à ces fortes de complexions, excepté l'Eau pure qui y entre. Le principal ingrédient eſt l'Eau de Cannes de Sucre , l'Arrac , l'eau de vie, ou les efprits de Grain , tous exaltez par le feu , des jus fermentez de plantes aportées des Pays meridionaux , ou qui ont foûtenu le plus long-tems la chaleur du Soleil dans nôtre propre Climat : & l'on rémarque, que toutes les chofes qui ont paſſé par le feu , en forte qu'il ait eu un tems convenable pour divifer & pénétrer leurs parties , autant qu'il eſt poſſible , rétiennent , même après , une qualité cauſtique, corrofive, & brulante. Ceci eſt évident par le goût ignée & par le toucher ardent des Efprits nouvellement tirez; comme auffi par la qualité brulante de la Pierre à chaux , qui, quoi qu'éteinte par l'Eau bouillante , rétient toûjours après fa qualité d'échaufer & deſſécher , comme il

paroît par le grand ufage de l'Eau de chaux,
pour deſſécher tous les ulceres humides ,
quand on la donne feule intérieurement,
ou qu'on la mêle avec des Sudorifiques de
bois & de racines : & par le ſuccez qu'elle
a quand on l'aplique exterieurement pour
les mêmes fujets. Et quoique le tems puiſ-
fe en quelque façon avoir l'avantage , &
diminuer ces qualitez , dans fes operations
fenfibles & ordinaires ; cependant comme
l'Eau eſt un corps plus groſſier que le feu,
ou la flamme, elle ne peut jamais le pénétrer juſqu'à éteindre entierement fa chaleur
la plus intime ; particulierement fi nous
confiderons, que les Efprits ne font qu'un
amas de fels fins & d'huile lègére liez enfemble dans le plus petit volume : les premiers font fi durs & fi folides qu'ils rétiennent naturellement leur chaleur le plus
long-tems, & que l'Eau ne ſçauroit les pé-
netrer ; l'autre, je veux dire l'huile, s'allu-
me fi vite, qu'elle réçoit très-promptement
la chaleur & prend feu très-aifement. Elle
défend les fels du pouvoir que l'eau peut
avoir fur eux. Et dans la diſtillation continuë des Efprits, cette action du feu eſt fi
forte, qu'elle les réduit à la fin en flammes liquides , qui s'évaporeront en fumée
& en flammes vifibles. L'autre partie principale de la compofition du Punch eſt le
jus d'Oranges & de Citrons. Et fi nous
faiſions attention, qu'une Orange, ou un

Citron , cueilli dans fa parfaite maturité ,
ne pouroient jamais nous être tranfportez à
moitié chemin par mer, fans être pouris
ou gâtez, nous ne ferions par grand cas de
leur jus. Tous les Marchands Efpagnols
ou Portugais peuvent nous aprendre , que
ces fruits doivent être cuillis verds, ou au
moins un mois avant leur maturité ; autrement il ne font pas propres à être tranfportez par mer. L'air de la mer, joint à ce
qu'ils font renfermez & preffez, leur donne cette couleur jaune d'or, que nous ad-
mirons tant. Le jus de Pommes fauvages,
ou de Raifins verds, ou de Crofeilles, ou
même le bon jus d'Ozeille, parviendroient
enfin à la vertu qu'ils ont d'éteindre la
chaleur des Efprits, s'ils ne parvenoient
pas à leur Saveur. Et combien de pareils
jus feroient agréables aux Fibres fines des
eftomachs & des boyaux foibles, c'eft ce
que je laiffe au jugement de tout le monde.
La verité eft, que tous les jus qui fermentent comme ceux-ci le font extraordnaire-
ment, doivent préjudicier extrêmement aux
complexions foibles ; car rencontrant les
cruditez dans les inteftins, il faut qu'ils y
livrent un combat & une nouvelle colluc-
tation, & que de cette maniere ils enflent
toutes les cavitez du corps humain, par
des fumées & des vapeurs, qui font l'enne-
mi qui fait le plus de mal à des inteftins
tels que ceux de ces perfonnes. Et dans les

Indes Occidentales , où les Peuples font
dans la néceffité de boire beaucoup, à caufe de la violence de la chaleur, n'y ayant
pas de liqueurs convenables, ils font forcez de boire beaucoup de Punch. Auffi
quoi que les Oranges & les Citrons y foient
dans leur perfection , ils font généralement
affligez de maladies mortelles, comme maladies de nerfs , de Coliques, de Paralyfies,
de Crampes, & de Convulfions, qui les enlevent en peu de jours ; ce qu'on atribue
entierement à ce mélange empoifonné.
Dans de pareils cas les Eaux de Bath font
le feul Rémede ; on fe dépêche d'y aller,
fi l'on y peut arriver en vie. Et des hommes
de ma Profeffion, auffi-bien que leurs malades, m'ont apris ce fait. Et on attribuoit
univerfellement la caufe de ces maladies,
que ces gens avoient eües, au Punch &
aux Liqueurs fpiritueufes. Si les Acides
font indubitablement néceffaires, les Vineux font les meilleurs & les plus feurs.
Quoi que les Romains euffent des Acides
végétables en abondance, ils ne s'en fer-
voient guére que dans la Cuifine ; où la
quantité de ce Poifon étoit fi petite, qu'elle ne pouvoit pas leur faire affez de mal,
pour en défendre l'ufage dans les goûts délicats qu'ils donnoient à leurs Sauces : &
la Boiffon conftante des Gens de Guerre
d'un rang inferieur , étoit de l'eau & du
vinaigre, qu'ils trouvoient d'un ufage ex-
cel-

cellent, tant pour prévenir les Fièvres, la
Peſte, & la Putrefaction, que pour donner de la force à un lent élément, & l'empêcher de ſe loger dans le Corps. De là eſt
auſſi venu le grand uſage de l'Oxymel &
de l'Oxycrat, (c'eſt-à-dire, du vinaigre
avec du miel & de l'eau) parmi les anciens
Médécins. Et toutes les fois qu'ils ordonnoient un Acide, ils y joignoient très-ſa-
gement un correctif ; tant pour étendre ſes
bons éfets, que pour prévenir les mauvais.
Les deux ingrédiens qui reſtent, ſont le
Sucre & l'eau : je les abandonne à ceux
qui boivent du Punch, & je leur en accorde toute l'utilité, qu'ils peuvent faire entrer dans cette compoſition. Cependant il
reſtera encore dans cette compoſition, une
malignité aſſez grande, pour la faire deteſ-
ter par les perſonnes délicates & valétudinaires, qui font quelque cas de la ſanté &
de la vie ; ou du moins pour les empêcher
d'en faire un fréquent uſage, ou d'en prendre en quantité ; car il eſt des poiſons, qui
ne ſont poiſons que par leur quantité. Les
gens robuſtes, les voluptueux, & les gens
abandonnez, n'ont pas béſoin d'avis, au
moins n'en veulent-ils prendre aucun. Je
n'ai jamais pû voir qui que ce ſoit dans
ſon bon ſens, s'abandonner à cette liqueur
de Païen, qu'elle ne plongeât au plûtôt,
& tout d'un coup dans la plus profonde
yvreſſe. C'eſt de toutes les liqueurs quel-

E

les qu'elles puiſſent être, celle qui tient le plus long-tems les gens dans l'accès, qui les prive le plus entierement de l'uſage de leurs facultez intellectuelles, & des organes du corps. Le Pùnch eſt très-ſemblable à l'Opium, tant dans ſa nature que dans la maniere de ſon opération ; & il aproche le plus près de l'Arſenic dans ſes qualitez deſtructives & venimeuſes : & ainſi je le leur abandonne. *Celui qui ſachant ceci ne laiſſera pas d'en boire, mourra.*

§. 17.

Que les liqueurs faites de malt ou bled germé
ne ſont pas propres aux eſtomachs foibles.

Quant aux Liqueurs qu'on tire de la Dréche, ou du malt, c'eſt-à-dire du grain germé, ſi l'on en excepte la petite Biere ; elles ne ſont guéres en uſage, que parmi les artiſans & les chaſſeurs au Rénard. Les François les apellent avec juſtice de la Soupe d'Orge. Je ſuis bien ſûr, qu'un eſtomach foible peut digerer auſſi vite & avec moins de peine, du porc & de la purée, que de l'Ele des Comtez d'Yorck & de Nottingham. Elle fait de la glu excellente ; & quand elle a été quelque tems gardée ſur un feu doux, elle fait la plus gluante & la meilleure emplâtre, qu'on puiſſe inventer, pour de vieilles entorſes ;

& même la petite biére, que l'on boit ordinairement à Londres, si elle n'est bien
bouillie, très-claire, & raisonnablement
vieille, elle nuira aux Personnes qui ont
les Nerfs foibles, & la digestion tardive.
Car fermentant de nouveau dans les canaux alimentaires, elle remplira toutes les
cavitez du corps de fumées & de vapeurs,
qui à la longue joüeront de mauvais tours
à un temperament caduc. Enfin les Personnes valetudinaires, celles qui s'apliquent à
l'étude & à la comtemplation, doivent se
contenter par jour d'une pinte de vin médiocre & lèger, une demi pinte pure, &
l'autre avec de l'eau.

§. 18.

De l'usage & de l'abus du Caffé, du Thé,
& du Chocolat, & en passant, du Ta-
bac, & de la maniere de le prendre en
poudre par le nés.

Depuis que le luxe étranger a été introduit dans sa perfection ici, il y a une espèce de liqueur en usage parmi les honnêtes
gens, que quelques grands Docteurs ont
hautement & solennellement condamnées,
& que d'autres ont récommandées avec autant d'extravagance : je veux dire, le Caffé, le Thé, & le Chocolat. Quant à moi,
je crois que toute leur vertu consiste dans

l'habitude; & que tout le mal qu'elles font, vient de l'excès. Pour ce qui régarde le Caffé, c'eſt une pure chaux, ou une eſpèce de petites Féves brûlées, mais plus lègére à l'eſtomach & d'une ſaveur un peu plus agréable. Les Turcs s'en ſervent auſſibien que de l'Opium au lieu d'Eau-de-vie. Mais la raiſon dont ceux qui en uſent avec excès, ſe ſervent pour s'excuſer ſur cette Coûtume Mahometane, eſt foible & ſans fondement; car ceux qui en uſent là, en ſoufrent, comme nous en ſoufrons ici. Et ceux qui en font débauche, deviennent ſtupides, foibles, & paralytiques, particulierement quand ils y joignent l'Opium, ce qu'ils font fréquemment, comme font ici ceux qui en prennent avec excès; & ils ſont autant expoſez au mépris des perſonnes ſérieuſes, que nos bûveurs d'Eau-devie le ſont ici. Une Taſſe ou deux de Caffé, avec un peu de Lait pour l'adoucir, dans un tems crud & humide, non-ſeulement ne peut pas faire de mal, mais c'eſt un ſoulagement actuel pour un eſtomach aqueux & flegmatique. Mais il eſt auſſi ridicule, & peut-être plus nuiſible, au moins à ceux qui ont le corps mince & ſec, de barboter dans le Caffé deux ou trois fois le jour, qu'il le ſeroit de ne boire que de l'Eau de Chaux échaudée.

Il y a deux ſortes de Thé, le Verd & le Bouy. M. Cuningham, qui eſt une Per-

fonne très-íçavante & très-polie, & qui a
vêcu plufieurs années à la Chine, nous apprend que ces deux efpèces du Thé fe tirent du même Arbriffeau, mais en diférentes faifons ; & que le Thé Bouy eft
cueilli au Printems, & féché au Soleil, &
le verd au Feu. Mais je foupçonne, &
non fans authorité, qu'outre ces diférentes
manieres de les fécher, on verfe l'infufion
de quelqu'autre Plante, ou de Terre (peut-
être d'une pareille à celle du Japon, ou de
Catechu) fur quelques fortes de Thé Bouy,
pour lui donner la douceur, la faveur, &
la pèfanteur qu'il a fur l'eftomac ; par le
moyen de quoi il devient une pure drogue,
& a béfoin de la fimplicité naturelle du
Thé verd, qui quand il eft lèger, qu'on
ne le boit ni trop fort ni trop chaud, &
qu'il eft adouci avec un peu de Lait, eft
un dilayant très-propre à nettoyer les Paffages alimentaires, & emporter les fels
fcorbutiques & urineux ; pour ceux, qui
vivant graffement & librement, en ufent
au déjeuner : comme auffi le Thé, que
l'on fait d'une Orange ou d'un Citron cou-
pé par tranches, contribue des mieux à la
digeftion après un bon Répas, ou quand
on eft alteré entre les Répas ; & ce Thé eft
beaucoup plus fûr & plus éficace, que les
petits coups d'Eau-de-vie, ou les cordiaux
forts, que l'on prend ordinairement pour
ce fujet. Quelques Perfonnes qui ont les

nerfs tendres & foibles, tombent dans l'abbatement & le tremblement, en bûvant de
ces liqueurs trop librement : ces maux
viennent ou de la trop grande quantité
qu'on en prend, ou de ce qu'elles irritent
les fibres tendres & délicates de l'eftomach.
Ces fortes de Perfonnes doivent les éviter
foigneufement ; & s'en abftenir, comme
des goutes & des petits coups de liqueur
forte. Mais je ne pourrai jamais être de l'o-
pinion de ceux, qui attribuent le grand
nombre de maladies fcorbutiques, de vapeurs, d'abatement d'efprit, & de foibleffe de nerfs fi fréquents aujourd'hui en comparaifon de ce qu'elles étoient du tems de
nos ancêtres ; à la coûtume de boire trop
fouvent & trop librement ces infufions
étrangeres. La caufe n'eft pas proportionnée à l'éfet, & n'a certainement aucune
analogie ni connexion avec lui. Nous fçavons que l'eau échaufée, avance & aide
plus qu'aucune autre chofe la digeftion
dans des eftomachs foibles, & en des Perfonnes qui ont les nerfs tendres. Et j'ai vu
bien des gens dans ce cas fe rétablir à merveille par l'eau feule ; tandis que les eaux
minerales froides, les liqueurs ameres, les
cordiaux, & les petits coups d'Eau-de-vie,
faifoient plus de mal que de bien. Et le
Thé n'eft qu'une infufiou d'une plante innocente dans l'eau : je dis, innocente,
parce que nous trouvons par fon goût qu'il

n'a point de qualitez ni pernicieuſes , ni
deſtructives , ni âcres ; & nous ſommes
ſûrs par l'uſage qu'on en fait dans les pays
d'où il vient, (qui ſont plus vaſtes que la
plus grande partie de l'Europe) que les
Peuples n'en réçoivent aucun préjudice,
mais au contraire qu'il avance & la digeſtion & la tranſpiration. Ce qu'on dit pour
prouver qu'il rélâche l'eſtomac & les
boyaux par ſa chaleur, n'eſt d'aucune force : car à moins que de le boire plus chaud
que n'eſt le Sang même, il ne peut nuire.
Nous voyons ceux qui conduiſent les
Bains , patrouiller une grande partie du
jour, pendant au moins ſix mois de l'année, dans l'eau auſſi chaude que le Thé
fut jamais bu, ſans en récevoir aucun mal ;
ſi ce n'eſt lors qu'ils boivent trop abondamment des liqueurs fortes, pour étan-
cher la ſoif que l'eau chaude produit. Quoiqu'il en ſoit, je conſeille à ceux qui prennent beaucoup de Thé , de ne le boire
guére plus chand que tiéde : par ce moyen
ils en récevront toute l'utilité qu'il peut
produire, & ils ſe garantiront du mal qu'il
pouroit peut-être leur faire.

Quant au Chocolat , je crois qu'il eſt
trop chaud & trop pèſant, pour les Perſonnes qui ſont valetudinaires, & qui ont les
nerfs foibles. J'ai rémarqué auparavant,
que les Noix paſſent à travers les canaux
alimentaires ſans être digérées , ni altérées ;

& quoique quelques unes de leurs parties
les plus volatiles puissent se séparer ; je
doute, cependant, qu'elles puissent fournir
beaucoup de nouriture aux Personnes qui
digérent dificillement. Quelques uns di-
sent, que le Chocolat leur donne de l'apetit ; cela veut peut-être dire, que quand ils
ont bon apetit à leur dejeûné, il est vrai-
semblable qu'il peut durer tout le jour.
Mais je crois que c'est un apetit faux & his-
terique, tel que celui que les vins subtils,
& les humeurs mordicantes produisent dans
l'estomac. Car les choses grasses & huileu-
ses, comme sont toutes les noix, sont difficiles à digérer, & sont long-tems dans
l'estomach, pour les raisons que j'ai déja
expliquées. Le chocolat peut être de quelque utilité contre l'irritation du sel & des
humeurs aiguës dans les boyaux : & c'est
pour cette raison, qu'il peut être bon dans
les coliques & la gravelle, pour ceux qui
ont la digestion forte & robuste ; mais il ne
peut jamais être un bon aliment pour ceux
qui ont les nerfs foibles, & une complexion
infirme. Il n'y a certainement rien de si lèger sur l'Estomac, que les végétaux farineux ; comme les pois, les féves, le mil-
let, l'avoine, l'orge, le ségle, le froment, le
sago, le riz, les patates, & semblables. Je
conseillerois toûjours aux valetudinaires,
& à ceux qui ont les nerfs foibles, de faire
leurs deux moindres ou séconds répas, de

quelqu'une de ces farines, mêlées dans du lait ou de l'Eau.

Le tabac est une autre mauvaise herbe étrangere, d'un grand usage en Angleterre ; non pas tant parmi les honnêtes gens, que parmi ceux d'une condition mediocre, & d'un rang inferieur. Ceux qui sont d'une complexion épaisse & flegmatique, qui abondent en humeurs sereuses & aqueuses, qui sont sujets aux toux, aux catharres, & aux maladies asthmatiques ; qui ont des maux de dents violens, ou des fluxions aux yeux; dont les estomacs sont froids & pleins d'Eau, & qui vivent librement dans l'abondance; trouveront que de mâcher & de fumer du tabac est une évacuation très-utile, qui emporte les humeurs superflues, les cruditez, & le flegme froid, pourveu qu'ils évitent avec soin d'en avaler la fumée, ou le jus ; & qu'ils ne boivent rien après avoir fumé ou mâché, qu'ils n'ayent rincé leur bouche avec de l'eau, qu'ils réjetteront. Mais il est très-pernicieux & funeste à ceux qui sont minces, maigres, & étiques ; parce qu'il échaufe leur sang, defséche leurs solides, & prive l'aliment de cette salive qui est si absolument nécessaire à la digestion. Prendre les feuilles par le nez le matin, ou celles qui sont grossierement coupées, causera d'abord un flux de rhume par les glandes du nez ; & sera d'un bon usage pour décharger la tête & éclaircir les yeux. Mais

la coûtume ridicule, de prendre continuellement des poudres falfifiées, & d'autres
drogues étrangeres que l'on vend pour tabac en poudre ; ne peut que nuire aux yeux
& même à l'eftomac ; au moins fi nous
ajoûtons foi au raport de ceux qui difent
qu'ils en ont tiré de leur eftomac.

§. 19.

*De la quantité d'eau ou de liqueurs aqueufes
qu'il faut boire, & de fa proportion avec
la quantité de l'aliment folide : & du meilleur tems pour les boire.*

J'ai taché, par quelques rémarques, &
par quelques réflexions, d'aider le Lecteur
à le rendre capable de déterminer la quantité & la qualité de l'aliment folide, néceffaire ou pour prévenir, ou pour guérir les
maladies chroniques. Il ne fera pas mal à
propos, de faire ici quelques réflexions auffi
fur la proportion convenable du boire propre pour ce deffein. Le boire comme le
manger doit être diférent, & inégal felon
l'âge, la ftature, le travail, & le temperament de la Perfonne, & la faifon de l'année. J'ai entrepris de limiter la quantité de
liqueurs fortes, les plus propres à conferver la fanté & à prolonger la vie en général, à une livre ou à une pinte, de la
moyenne grandeur. Mais les geus maladifs,

les vieillards , & ceux qui voudroient guerir une maladie chronique, doivent même
diminuer quelque chofe de cette quantité.
La feule queftion qui refte , eft de fçavoir
la quantité d'eau, ou de liqueurs aqueufes
propres à être mêlées avec cette forte liqueur , ou bues toutes feules : car dans
l'eau même, toute innocente qu'elle eft de
fa nature, il y a du choix à faire, de la pré-
ference à donner à l'une plûtôt qu'à l'autre ; parce que , trop d'eau fervira feulement à élargir & enfler les vaiffeaux , & à
emporter quelques unes des plus fines &
des plus nutritives parties du chyle; & trop
peu ne fuffira pas pour humecter l'aliment
folide, ou pour rendre le chyle affez mince
& affez fluide , pour circuler à travers des
vaiffeaux fins & déliés. Je fupofe que mon
malade n'ufe point d'autres mets de cuifine,
que du bouilli & du rôti ; & qu'il ne mange que de la viande fraîche. Faire bouillir
la chair , cela tire les fucs forts & fétides ;
cela la rend moins nutritive, plus trempée,
plus légere , & d'une digeftion plus facile.
D'un autre côté , de la faire rôtir , cela la
laiffe plus remplie de jus forts & nutritifs,
plus difficile à digerer, & moins délayante.
C'eft pourquoi, ceux qui doivent manger
de la chair d'un animal adulte & qui eft en
pleine maturité d'âge, la mangeront bouillie , & même bien bouillie fi leur digeftion
n'eft que foible. Ceux qui fe nourriffent de

chair de jeunes animaux, ce qui eſt le meilleur pour les eſtomacs foibles doivent la manger rôtie ; mais il faut qu'ils en mangent moins que ſi elle étoit bouillie, il faut qu'ils l'humeĉtent davantage : car comme le rôti a une meilleure ſaveur, & plus de nourriture, auſſi n'eſt-il pas ſi mollaſſe ſur l'eſtomac ; il n'en ſort pas & ne coule pas ſi vîte, & il ne détruit pas la trituration, qui a quelque part tant dans les prémieres digeſtions, que dans les ſuivantes : mais il aura plus beſoin d'être dilayé & d'être plus abondamment humeĉté, par un diſſolvant d'eau, pour adoucir ſes fibres les plus rigides & les plus rôties. Si donc on ſupoſe que tout le poids de l'aliment ſolide, en vingt-quatre heures, eſt d'une livre & demie ; alors trois livres de liqueur, c'eſt-à-dire, une de forte, & deux de quelque fluide aqueux, ſuffiront pour l'humeĉter abondamment. Car de cette maniere il y aura deux particules de fluide, contre une particule de ſolide ; qui, en rétranchant les parties ſolides jettées par la ſelle, ſuffiront pour rendre le chyle parfaitement délié, & pour le faire circuler à travers les petits canaux, dont les diamétres ſont plus grands que ceux de la particule ſolide : ce qui eſt la fin principale de ſa fluidité & de ſa ſubtilité. Une plus grande quantité que celle-ci, élargiroit les vaiſſeaux, & emporteroit les plus fines parties du chyle par l'eau & la

tranſpiration : car nous trouvons conſtamment, que tous les deux ſont augmentez
par une doſe trop copieuſe de fluides ; &
une moindre quantité ne ſuffiroit pas pour
humecter l'aliment. C'eſt pourquoi, je
conſeillerois à ceux qui ont l'eſtomach foible, & les nerfs rélâchez, de mêler leur
vin avec la quantité ſuſdite d'eau chaude,
au moins tiéde, avec une croute de pain
brulée, & de le boire quand ils ont fini
leur repas, s'ils le peuvent faire avec facilité, plûtôt qu'en mangeant. Car les parties les plus ſpiritueuſes & les plus nourriſ-
ſantes de l'aliment couleront plus vîte, ſans
être beaucoup détrempées ; & ce ſera la
plus dure & la pius épaiſſe partie qui reſte,
qui en aura le plus beſoin. Et ſi quelquefois après ſeur grand repas, ils ſe trouvent
ſurchargez, s'ils ſentent des aigreurs, &
des ſoulevemens d'eſtomach, ou s'ils bail-
lent beaucoup ; qu'ils humectent à longs
traits leur aliment avec du Thé verd & du
lait tiéde, ou avec de l'eau chaude, plûtôt
que de courir aux petits coups de liqueurs
& aux cordiaux, l'antidote le plus uſité &
le plus pernicieux dans de pareils cas. Et
quand on ſent une opreſſion pelante, beaucoup de peine & de grands efforts dans la
digeſtion ; il faut avoir récours au Car-
duus, ou à la fleur de Camomille priſe en
guiſe de Thé, plûtôt que de donner dans
ces liqueurs empoiſonnées & brûlantes ; qui

quoi qu'elles puiſſent diminuer la ſouffrance pour le préſent, & précipiter la premiere digeſtion, le leur fait cependant payer bien cherement, quand le fardeau de cruditez qui n'eſt pas digeré, vient à paſſer par les ſelles, ou par la tranſpiration, ſoit en leur cauſant des coliques, des tranchées, des vapeurs, & l'opreſſion des eſprits; ou par une défaillance génerale, & par des douleurs & des points de rheumatiſme.

§. 20.

Compoſition d'un Cordial à prendre lorſque l'on a beſoin de ces ſortes de rémedes, & l'uſage qu'il en faut faire.

Au ſujet des Cordiaux, dont j'ai fait mention dans un des articles précedens; je ne ſçaurois m'empêcher d'en donner un, dont j'ai éprouvé long-tems les vertus & les proprietez; & je ne l'ai jamais trouvé ſans ſuccès, lors même que tous les autres rémedes étoient inutiles & ſans effet. Ainſi je récommande à tous ceux qui ſont ſujets aux abbatemens d'eſprits, aux défaillances, aux opreſſions, aux maladies d'eſtomac, aux maux de tête, & vapeurs, de l'avoir toûjours chez eux; comme auſſi à ceux qui, ayant beſoin de paroître avec éclat dans quelque affaire de conſéquence, manquent pendant quelque peu de tems

d'un flux d'efprits, pour ce fujet ; ou quand
quelqu'accident foudain arrive de foi-même par la difpofition où fe trouve le corps :
Je le régarde comme une efpece de rémede
univerfel, mais il ne faut jamais s'en fervir, que dans de pareilles occafions : parce que l'ufage le peut affoiblir, s'il ne détruit pas entierement fa vertu : voici comment il fe fait.

Prenez de l'eau fimple de fleur de Camomille, fix onces ; des eaux compofées d'A-
bfynthe, & de Gentiane, de chacune une
once & demie ; de l'efprit compofé de Lavande, du fel volatile, de la teinture de
caftor, & de la gomme armoniaque diffou-
te dans quelque eau fimple, de chacune
deux dragmes ; teinture de Biftorte, & teinture de *Species Diambræ*, de chacune une
dragme ; des huiles chimiques de Lavande, de Geniévre, & de Mufcade, de chacune dix goutes ; mêlées avec une partie
d'un jaune d'œuf, pour rendre le tout uni-
forme ; de l'*Affa fætida*, & du Camphre
dans un petit morceau de linge, de chacune une demi dragme : Mais ceux qui trouveront ces deux derniers défagreables, pourront ne les pas mettre. Deux, trois, ou
quatre cueillerées de ce Cordial, eft un fecours préfent dans les ocafions que j'ai dit.
Il fe gardera fix mois dans fa force.

Règles générales qu'il faut observer par rap-
port au boire & au manger, pour conser-
ver sa santé & prolonger sa vie.

1. La grande règle du boire & du manger pour conserver la santé, est d'ajuster la qualité & la quantité de nôtre nourriture, à nos facultez digestives. On peut juger de la qualité par les règles suivantes.

2. Les substances qui sont composées de parties plus grossieres sont plus difficiles à digerer ; leurs particules constituantes étant plus liées ensemble, & par consequent adhérant plus fermement.

3. Les substances dont les parties sont unies par une plus grande force, ont proportionellement une cohérence plus serrée, que celles qui se lient par une force plus petite.

4. Les sels se séparant très-difficilement, parce qu'ils sous unis par des surfaces planes, sous lesquelles ils sont toûjours compris ; & dans les extrémitez où la circulation est plus lente, ils s'amassent vite en de plus grands pelotons, & par consequent il y a plus de difficulté de changer leur dispofition. Nous pouvons aisément conclure de ces chofes. 1. Que les vegetaux & les animaux qui viennent le plus-tôt en une pleine maturité, font plus faciles à digerer, que ceux qui font plus long-tems à attein-

dre

dre cet état. 2. Que ceux qui font les plus petits dans leur efpèce, le font auffi plus que les plus grands. 3. Que ceux qui font d'une fubftance féche, charnue, & fibreufe, le font encore plus que ceux qui font gras, huileux, & glutineux. 4. Ceux qui ont une fubftance blanche, plus que ceux d'une couleur vive. 5. Ceux qui font d'un goût doux & agréable, plus que ceux qui ont un goût fort, piquant, & aromatique. 6. Les animaux de terre, plus que les marins. 7. Les animaux qui vivent de végétaux, ou d'autres alimens lègers, plus que ceux qui fe nourriffent d'autres animaux, ou d'alimens durs & péfans. 8. Que la nourriture que la nature a deftinée pour les jeunes animaux, eft plus lègere que la chair de ces animaux mêmes.

5. Toute la volaille engraiffée, & le bétail nourri dans l'étable, & même les végétaux forcez & venus fur des couches chaudes, tendent plus à la putrefaction, & par confequent font moins propres pour la nourriture de l'homme, que ceux qui font nourris & élevés d'une maniere naturelle.

6. L'aliment fimplement aprêté eft d'une digeftion plus facile, que celui qui eft mariné, falé, mis en pâte, fumé; ou qui eft, de quelque maniere que ce foit, de haut goût.

7. Les hommes robuftes, ceux d'une haute ftature & qui travaillent beaucoup, &

ceux qui demeurent dans un air pur & froid,
ont befoin de plus de nourriture, que les
femmes, les enfans, les gens foibles ou fedentaires, les vieillards, & ceux qui demeurent dans un climat plus chaud, ou
dans un air plus groffier.

8. Rien ne contribue davantage à conferver la fanté & à prolonger la vie, que
l'abftinence, une nourriture fimple, avec
un travail convénable.

9. Où l'exercice manque, (comme dans
les perfonnes attachées à l'étude) il y a un
plus grand befoin d'abftinence; pour ceux-
là, huit onces d'aliment animal, & douze
de végétable, fuffifent en 24. heures.

10. La plûpart des maladies chroniques
viennent de replétion ; comme il paroît,
en ce que la cure s'en fait par évacuation.

11. Les perfonnes délicates doivent faire abftinence autant qu'il leur eft poffible :
& fi elles le negligent, leur feul rémede
eft, d'avoir récours aux frequentes purgations domeftiques & ftomachales.

12. Une règle fimple pour juger de la
quantité eft, de ne pas manger autant qu'il
faut pour fe rendre inhabile à vaquer à fes
affaires.

13. Une règle plus fenfible & plus
prompte eft, de trouver premierement par
l'experience combien d'aliment convient,
pour fe fentir lèger & fain après l'avoir pris ;
& enfuite en déterminer toûjours la quanti-

té à l'œil ; la nature n'y recherchant pas une exactitude mathématique.

14. Le porc & le poiſſon ne ſont pas des alimens propres pour les gens d'étude , ni pour les perſonnes délicates.

15. L'eau eſt de toutes les boiſſons la plus naturelle & la plus ſaine : elle excite l'apetit & fortifie le plus la digeſtion.

16. Les liqueurs fortes & ſpiritueuſes auſquelles on s'abandonne librement, deviennent un poiſon certain , quoi que lent.

17. Il n'y a point de danger de les quitter tout d'un coup ; le prétexte qu'on allegue pour les continuer , étant faux & ſans fondement.

18. Entre les liqueurs fortes la meilleure pour les perſonnes foibles & attachées à l'étude eſt le vin ; la meilleure quantité eſt une pinte en 24. heures ; & la meilleure maniere de le boire eſt, trois verres ſans eau , & trois avec de l'eau.

19. Les vins lègers & mediocres , parfaitement meurs, & de deux ou trois feuilles , ſont prèferables aux vins forts.

20. Les liqueurs fortes ne préviennent pas le mal d'une indigeſtion , & elles ne l'emportent pas ſi ſûrement que l'eau , quoi qu'elles paroiſſent donner un ſoulagement préſent.

21. Le frequent uſage des eſprits diſtillez pris à petits coups & en cordiaux, bien loin

de guerir l'abbatement, l'augmente, & produit des defordres plus funeftes.

22. Et même quand ils font trempez avec de l'eau, dans le Punch ; la quantité qu'on en boit tout d'un coup, & l'addition d'un acide corrofif, produit également de pernicieux effets dans le corps humain.

23. Les liqueurs faites de malt (excepté la petite biere claire, & affez vieille) font extrémement nuifibles aux perfonnes délicates & aux gens d'étude.

24. Le Caffé n'eft qu'une infufion d'une efpece de chaux, & a les effets d'une medecine abforbante ; ainfi il peut être de quelqu'utilité aux eftomachs aqueux, pourvû que l'ufage en foit moderé.

25. Le Thé verd eft bon pour humecter l'aliment, comme étant une liqueur legere, chaude, & agréable : mais le Thé bouy eft trop pefant fur l'eftomach.

26. Le Chocolat (comme toutes les autres noix) eft fi pefant & d'une digeftion fi difficile, qu'il ne peut jamais être propre pour les eftomachs des perfonnes foibles & délicates.

27. Fumer du tabac, fans boire après, le mâcher, ou en prendre le matin par le nez les feuilles groffierement coupées, eft une chofe utile aux temperamens flegmatiques ; mais très-pernicieufe aux corps maigres & fecs. Le tabac en poudre n'eft d'aucune utilité.

28. La quantité convenable de liqueurs aqueufes en 24. heures, pour ceux qui vivent regulierement, eft deux pintes, (comme celle de liqueur forte eft une pinte) il vaut mieux la boire chaude, que froide ; & plûtôt à la fin du repas , que dans le tems que l'on mange.

29 J'ai donné la maniere de faire un cordial propre à être gardé dans les familles particulieres, comme un remede préfent & un foulagement certain , pour des faififfemens de cœur, des défaillances, des indifpofitions , ou des abbatemens d'efprits ; mais il ne faut jamais s'en fervir que dans un cas de neceffité.

CHAPITRE III.
Du fommeil & des veilles.

§. I.

De l'ufage & de la neceffité du répos & du fommeil pour les animaux.

L'Ordre des matieres génerales que j'ai à traiter, demande que je parle maintenant du fommeil & des veilles. Tous les corps en agiffant les uns fur les autres, & par l'action de ceux qui les environnent font fujets à s'alterer & à deperir : & tous les corps animaux tant par un principe actif & automate au-dedans, que par le frotement des corps au dehors, fe defont continuellement de quelqu'une de leurs parties fuperflues & ufées. En forte que les corps animaux font dans un flux continuel. Pour reparer ce deperiffement & cette diminution, la nature a fagement établi des periodes alternatives de travail, & de repos, de dormir, & de veilles neceffaires à nôtre étre : l'une eft pour les emplois actifs de la vie, pour pourvoir à nos befoins & prendre les chofes neceffaires à nôtre nourriture ; l'autre pour ap-

pliquer ces mêmes chofes aux parties qui
font ufées, & pour fupléer à leur diminution. Et il femble que dans l'ordre
de la nature ce feroit une chofe auffi peu
convenable & auffi deraifonnable de trou-
bler les fonctions animales dans le tems du
dormir par aucun autre emploi, que celui
des fecondes digeftions (comme on les appelle) c'eft-à-dire par l'aplication de l'aliment aux parties diminuées ou affoiblies,
pour recruter le fang, perfectionner les fecretions, & amafler une abondance d'efprits fuffifans, ou (pour parler plus philo-
fophiquement) pour rétablir l'harmonie
affoiblie des fibres nerveufes ; c'eft-à-dire
en un mot, pour reparer les dechets caufez par les veilles & par l'action. Je dis que
ce feroit une chofe auffi deraifonnable,
qu'il le feroit, (s'il étoit poffible) de
boire & de manger, ou de faire des provi-
fions pour les neceffitez de la vie dans le
tems du fommeil. De là il paroît évidemment combien il eft abfurde de faire des
foupers copieux, & où il y ait abondance
de mets differens & delicats, & d'être obligé de n'aller fe repofer que plufieurs heures après un pareil repas ; qui autrement
doit deranger l'ordre de la nature dans les
tems convenables & deftinez pour dormir
& pour veiller. C'eft pourquoi je confeille
aux gens valetudinaires, & aux perfonnes
attachées à l'Etude & à la contemplation,

F 4

ou de ne point fouper, ou de n'ufer que d'aliment vegetable à leur fouper, & de prendre un tems convenable pour veiller après.

§. 2.

Raifons des effets nuifibles de cette pratique.

Il n'y a rien de plus certain, (faifant ici abftraction des cas des maladies aigües) que nôtre fommeil eft fain, doux, & rafraichiffant, felon que les organes alimentaires font libres , tranquilles & nets. Si quelqu'un (hors le cas de maladie) eft interrompu dans fon fommeil , il eft certain que fon eftomach eft plein d'alimens on de cruditez, ou que fes inteftins font remplis de vent, de bile, ou de chyle fuperflu. Ces nuits fans repos, & la difficulté que l'on a d'aller fe coucher, deux chofes que l'on attribue ordinairement aux vapeurs, doivent être entierement imputées à ces caufes ; quoiqu'elles ne foient pas toûjours affez fortes, pour devenir fenfibles ; car on ne les fent que lorfque la douleur eft ajoûtée aux veilles. Sur les plaintes que l'on m'a faites de pareils infomnies, j'en ai recherché la veritable caufe, & je n'ai jamais manqué de la trouver dans le boire & dans le manger du jour precedent , ou de quelques peu de jours auparavant. J'ai toûjours decouvert que

quelque faute dans le boire & dans le manger, foit pour la quantité, foit pour la
qualité les avoit produits. J'ai été furpris de
voir des perfonnes hypocondres & hyfteriques inquietez toute la nuit, s'agitant & fe
roulant jufque vers le matin, s'endormant
enfuite jufqu'à des heures fort avancées
dans le jour, s'éveiller pefans & oppreffez,
fe plaindre qu'ils étoient laffez & fatiguez,
comme s'ils avoient été fouettez, piquez,
& battus pendant tout le tems qu'ils ont
veillé la nuit ; fe lever avec la bouche fale,
& la langue blanche ; rotant, baillant,
touffant, crachant, ou s'étendant ; fans
appetit, fans efprits, & fans vie, tout le
jour ; commencer à vivre & à refpirer,
avoir faim, & devenir de bonne humeur,
environ les dix ou onze heures du foir ou
minuit ; manger alors de bon appetit un
fouper copieux & abondant en mets diffè-
rens ; boire une riante coupe du meilleur ;
devenir gais comme de pinçons, fouhai-
ter avec paffion de tenir table long-tems ;
enfin fe mettre au lit, & repeter la même
farce encore une fois. La raifon de toutes
ces plaintes, eft le fardeau qui eft fur
l'eftomach, qui les empêchera de repofer,
jufqu'à ce qu'il foit emporté. Les humeurs
âcres & crues, qui picotent & tourmen-
tent les fibres nerveufes, & les tuniques
des boyaux, deviennent comme autant
'aiguïlles & d'épingles, qui les percent

continuellement, quoique cela n'arrive pas toûjours avec des douleurs fensibles : le chyle qui n'est pas digeré s'arrêtant ou circulant lentement, premierement dans les boyaux, enfuite dans les plus petits vaisseaux, engendre ces convulfions, ces flatus, ces oppreffions d'efprits ; de forte que les fecondes digeftions ne font faites que le foir fuivant, de la vient leur manque d'appetit. Quand ces digeftions font finies, l'eftomach fe remet, & les efprits coulent ; & de cette maniere le cercle perpetuel des fonctions naturelles eft continué. S'ils fuivoient les regles de la nature, fi pendant quelques jours ils alloient fe coucher avec un fouper leger d'aliment vegetable, ou fans fouper du tout ; & qu'ils fupportaffent les inconveniens qui en naîtroient ; leurs appetits viendroient dans le tems propre, & ils trouveroient bien-tôt la verité de l'Aphorifme de l'école de Salerne :

Sit levis ut fomnus, fit tibi cœna brevis.

Si vous voulez dormir tranquillement, foupez legerement.

§. 3.

Tems propre pour le fommeil.

Le tems pour dormir & pour veiller, que nature femble nous avoir montrez,

au moins dans ces climats-ci près du Tro-
pique, font les viciffitudes du jour & de la
nuit. Les vapeurs humides & les exhalaifons, qui font attirées dans les plus hautes regions de l'air, & qui font fi rarefiées
par la chaleur, & par l'action du foleil,
qu'elles deviennent très-foibles, & ne nui-
fent point pendant le jour ; fe condenfent,
s'abbatent, coulent près de la furface de
la terre, & diftillent continuellement pendant la nuit ; & par confequent doivent
être préjudiciables à ces perfonnes delicates, qui contre l'ordre de la nature veillent en ces tems ; elles doivent neceffairement boucher la tranfpiration, que l'activité des veilles, & le mouvement du travail excitent. J'ai déja fait voir, que nos
corps fucent & attirent au dedans les bonnes ou les mauvaifes qualitez de l'air qui
nous entoure, à travers les pores ou les
trous des conduits tranfpiratoires de la
peau. Et fi nous examinions un corps animal avec une verre propre pour cela ; il
paroîtroit avec un atmofphere tout autour
de lui, comme l'exhalaifon d'un pot qui
bout. Il nous eft maintenant facile de concevoir quel préjudice une complexion peut
recevoir, non feulement lorfque cette de-
charge continuelle de fuperfluitez eft arrêtée, mais auffi lorfque par le poids & la
compreffion de l'air, ces fumées & ces vapeurs nuifibles, qui tombent continuelle-

ment près de la surface de la terre pendant la nuit, entrent par force dans le corps. Les grands buveurs sçavent si bien cela, que, par les remarques qu'ils ont faites, ils trouvent qu'il est plus sûr pour conserver leur santé, & meilleur pour prolonger leur vie, de s'enyvrer de bonne heure, & d'aller se coucher ensuite, que de veiller & d'être sobres.

§. 4.

Des gens forts & robustes, peuvent sans danger négliger quelquefois le tems convenable au sommeil; mais les personnes foibles & délicates ne le peuvent jamais avec seureté.

Au contraire il faut necessairement que la chaleur du soleil pendant le jour, par son action sur les corps humains, que la lumiere même, & l'air libre, & les mouvemens des choses qui nous entourent, troublant le repos de l'air, dérange le cours égal de la transpiration, l'ordre des secondes digestions, & la tranquilité des esprits si necessaires au sommeil & au repos. De sorte que, sans examiner la necessité de la lumiere du soleil pour les fins du travail & pour pourvoir aux choses necessaires à la vie; il semble que la nature ne nous ait rien montré plus expressément, que ce que je dis ici que le jour est fait

pour le travail, & la nuit pour le repos.
Quelques animaux qui font extrémement
foibles, font dirigez par l'inftinct à changer les periodes des veilles & du repos,
non pas deux fois en 24. heures, mais
deux fois dans l'année, à fçavoir l'été &
l'hyver, comme les hirondelles, les chau-
ves-fouris, & plufieurs fortes d'infectes,
qui dorment tout l'hyver, & veillent tout
l'été : tant la nature eft invariable &
conftante à determiner les parties les plus
brillantes & les plus lumineufes de nos
vies pour l'action, les plus obfcures & les
moins agréables pour le repos. Ce n'eft pas
que des temperamens robuftes (auffi-bien
que des animaux deftinez par la nature à
vivre par des voies differentes) ne puiffent
par l'habitude vaincre ces reglemens naturels : mais j'écris pour les perfonnes valetudinaires, & pour ceux qui s'appliquent
á l'étude & à la meditation.

§. 5.

Ces fortes de perfonnes doivent fe coucher de
bonne heure & fe lever matin. Leur fom-
meil en fera plus rafraichiffant, & ils en
auront moins de befoin que s'ils fe met-
toient plus tard au lit.

Je confeille à tous ceux-là, s'ils ont envie
de conferver leur fanté & de prolonger leurs

jours, d'éviter autant qu'il se peut le serein, les études nocturnes, & les veilles hors de saison ; de se coucher en Eté avec le Soleil, & de se lever en Hyver au moins à la pointe du jour. Ceux qui vivent avec temperance, ne dormiront néceſſairement que peu : Mais en récompenſe leur ſommeil ſera beaucoup plus ſain, plus rafraîchiſſant ; produira plus de gayeté & de belle humeur ; ſera plus fertile en eſprits libres, que le ſommeil de ceux qui vivent moins également. Car, comme je l'ai dit auparavant, la méſure du ſommeil ſera toûjours proportionnée à la quantité du boire & du manger. Les valetudinaires, & ceux qui ſont attachez à l'étude & à la contemplation, doivent ſe coucher à huit, neuf, ou dix heures au plus-tard ; & ſe lever à quatre, cinq ou ſix : par ce moyen ils auront huit heures à dormir ; & cela ſuffit pour tous ceux qui ne ſont point tourmentez de douleurs aiguës, & qui n'ont point les acès violens d'une maladie chronique.

§. 6.

Les mauvais effets que produit le lit quand on y demeure long-tems le matin, & l'avantage qu'il y a de ſe lever de bonne heure.

Il n'y a rien de plus préjudiciable aux complexions délicates, & aux perſonnes

appliquées à l'étude & à la médiation, que
de demeurer long-tems au lit, ou de fe répandre, & pour ainfi dire, fe mitonner dans
fes draps, quelque tems après qu'elles font
parfaitement éveillées, ou qu'elles ont dor-
mi pendant un tems néceffaire & raifonnable : Cela épaiffit infailliblement les fucs,
énerve les folides, & affoiblit le temperament. Un air libre eft une efpece de bain
froid, particulierement après être forti d'un
lit chaud ; & par confequent il rend la circulation plus vive, & plus complete; & lie
les folides, qui en répofant au lit fe diffoudent en moiteur. Se tenir debout, & l'activité des veilles, rendent la tranfpiration
plus abondante, & les grandes évacuations
plus promptes & plus faciles. Cela eft évident par l'apetit & par la faim que fentent
ceux qui fe levent de bon matin ; bien au
de là de ce qui arrive lorfqu'ils font long-
tems au lit. Ajoûtez à toutes ces chofes les
influences fraîches & douces de l'air du matin, la rétraite de toutes les humiditez & des
vapeurs de la nuit, auffi-bien que de ces
nuages & de cette pefanteur que le fommeil répand dans le cerveau ; enfin joi-
gnez-y cette joie & cette gaieté que l'on
fent à l'aproche ou à la préfence du Soleil,
qui ajoute de nouvelles forces au cœur, &
des aiguillons aux efprits.

§. 7.

Reglement du jour pour les gens de Cabinet.

Toutes les Nations & tous les Siecles font demeurez d'acord que le matin eſt le tems propre pour les études de ſpéculation, & pour les emplois qui réquierent le plus les facultez de l'eſprit : car alors le fonds des eſprits n'eſt pas diminué ; au contraire, il eſt dans ſa plus grande abondance ; la tête eſt libre & dégagée, les paſſions font tranquilles & dans l'oubli ; le chagrin & l'inquietude que les digeſtions engendrent dans le ſyſtême nerveux, lorſque la complexion eſt délicate ; & le déſordre dans lequel ſe trouvent les eſprits après le grand repas, tout cela eſt calmé & aſſoupi. C'eſt pourquoi je conſeille à ceux qui ont les nerfs foibles & rélachez, & à ceux qui font ſujets aux déſordres hypochondriaques & hyſteriques, & que leurs emplois obligent à ſe ſervir beaucoup de leurs facultez intelleĉtuelles, ou qui s'abandonnent aux études de ſpeculation, de ſe coucher de bonne heure, & de ſe lever de même, afin d'employer la matinée à leur exercice juſqu'à onze heures, & prendre enſuite quelque déjeûné convenable, d'aliment vegetable ; de continuer leurs études & leurs emplois juſqu'à trois, quatre, ou cinq heures, au

tant

tant que leurs efprits les pourront fupporter ; & alors prendre leur grand repas d'a-
liment animal ; de quitter le refte du jour
toute étude & toute méditation, fe divertir agréablement à quelqu'amufement innocent, prendre quelque petit exercice de
corps ; & auffi-tôt que la digeftion eft faite, fe retirer, & fe difpofer à fe coucher
fans prendre aucune autre nourriture, fi
ce n'eft un verre d'eau pure, ou du petit
lait chaud fait avec du vin d'Efpagne. Mais
les vieillards & les perfonnes maladives
doivent fe coucher plûtôt, & demeurer
plus long tems au lit, parce que l'âge &
la maladie interrompent le repos ; & que
les membres endurcis & engourdis des vieillards fe plient & fe re'âchent davantage par
un plus long fommeil, une pofture non-
chalante, & la chaleur du lit.

*Règles pour conferver fa fanté & prolonger
fa vie, tirées de ce qui regarde le fommeil
& les veilles.*

1. Les gens valetudinaires, les perfonnes fedentaires, & ceux qui s'appliquent à
l'étude, devroient fouper legerement ou
point du tout : s'ils foupent, que ce foit
d'aliment végétable; il ne faut pas non plus
qu'ils fe couchent fi-tôt, après quelque
fouper que ce puiffe être.
2. Se coucher l'eftomach plein des

ventofitez & des cruditez dans les paffages alimentaires, font la caufe du manque de repos neceffaire, qui eft toûjours fain & rafraîchiffant, à proportion du vuide & de la netteté de ces paffages, & de la ceffation de leur propre office qui eft la digeftion : & c'eft là ce qui eft caufe que les perfonnes hypochondriaques & hyfteriques, manquent d'un fommeil doux & rafraîchiffant.

3. Veiller la nuit & dormir le jour, eft de la plus dangereufe confequence pour la vie & la fanté. Cette conduite eft directement opofée aux règles de la nature, & à la difpofition de nos corps.

4. Les perfonnes valétudinaires, les gens fedentaires, & ceux qui étudient, doivent éviter avec foin le ferein, les études nocturnes, & les veilles hors de faifon : il faut qu'ils fe couchent à huit, neuf, ou dix heures ; & fe levent à proportion, à quatre, à cinq, ou à fix ; à moins qu'ils ne foient actuellement malades.

5. Il n'y a rien de plus préjudiciable aux complexions délicates, que de demeurer long-tems au lit, s'y abandonner à un fommeil affoupiffant & lethargique ; ou de s'y répandre & de s'y amufer lorfqu'on eft éveillé, cela paroît par la pefanteur & le manque d'appetit, de ceux qui le font ; & par la gaieté, la liberté des efprits, & le bon appetit qu'ils ont, quand ils fe levent de bonne heure.

6. La maniere la plus avantageufe, dont les perfonnes délicates, fedentaires, & attachées à l'étude doivent partager & employer leur tems, tant pour leur fanté, que pour leurs études, eſt de fe coucher de bonne heure, de fe lever matin, d'étudier juſqu'à onze heures, de prendre alors un leger déjeûner d'aliment végétable ; continuer leurs études juſque vers les quatre heures après midi, prendre enfuite leur grand repas d'aliment animal, & après cela employer le reſte de leur tems à quelqu'amuſement innocent, ou à quelque petit exercice de corps ; fe retirer de bonne heure pour fe difpofer à fe coucher, fans prendre d'autre nourriture, fi ce n'eſt un verre d'eau ou de petit lait fait avec un vin fec, tel que le vin d'Eſpagne ou celui de Canarie ; ce qui fera utile particulierement à ceux qui fouffrent de la pierre & de la gravelle.

CHAPITRE IV.
De l'exercice & du repos.

§. I.

*Quoi qu'il en soit de l'état de la nature inno-
cente, dans l'état où nous sommes, l'exercice est aussi nécessaire pour la santé que la
nourriture même.*

NOus passons ici à l'examen de l'exercice & du repos, dont le bon reglement est à peu près aussi necessaire à la santé & à la prolongation de la vie, que l'est
la nourriture même. De sçavoir si avant
la chute nous étions d'une telle nature,
que pour jouïr d'une parfaite santé, il fal-
lût mener une vie sedentaire & contempla-
tive ; c'est une question de peu de consequence, & qui ne peut pas se resoudre facilement dans la situation où nous sommes ; car il n'y a point d'analogie certaine
entre les choses comme elles sont à present, & comme elles ont pu être alors.
Comme il se fit une revolution entiere dans
la nature & dans les qualitez de l'entendement des premiers parens, il me paroît

auffi qu'il y a des marques évidentes d'un
changement & d'une alteration dans le
monde materiel & dans la nature des animaux & des végétaux qui font fur nôtre
globe, & qu'ils different maintenant de ce
qu'ils étoient, lorfque Dieu dit que tout ce
qu'il avoit fait étoit bon. Il femble même
que les corps celeftes n'ont pas été exempts
d'un tel changement par rapport à nous.
Quoi qu'il en foit, le paffage de la Genefe
3. verf. 19. où Dieu dit à Adam *qu'il man-*
geroit fon pain à la fueur de fon front, paroît être l'impofition d'une peine falutaire,
c'eft-à-dire, que ce n'eft pas feulement une
fimple punition, mais encore un remede
contre les defordres aufquels le corps de
l'homme feroit fujet dans ce nouvel état
de la nature corrompue, & contre les effets funeftes de la défobéïffance qui lui fit
manger du fruit de l'arbre défendu. Ce qui
me confirme le plus dans ma penfée, c'eft
la neceffité abfolue du travail & de l'exercice pour maintenir le corps en bon état,
pour conferver la fanté, & pour prolonger la vie. Car quelque diéte qu'on obferve, & quelque bien reglée qu'elle foit par
rapport à la quantité & à la qualité des
mets, quelques évacuations que l'on procure pour diminuer les indifpofitions, quelque chofe enfin que l'on faffe pour prévenir les mauvais effets qui peuvent arriver,
nos corps font tellement faits, & l'œcono-

G 3

mie animale est telle , que sans un travail & un exercice convenable, les humeurs s'épaississent , les articulations s'engourdissent , & les nerfs se relâchent ; d'où s'enfuivent infailliblement des maladies chroniques & une vieillesse infirme & languissante. Ce n'est point au reste dans les climats froids seulement & où les aliments font grossiers que l'exercice est necessaire ; il l'est de même dans les pays chauds, où la nourriture est legere. Car quoique la chaleur de l'air soit capable de faciliter & d'entretenir la transpiration , ou même de procurer la sueur, lorsque cette chaleur est excessive ; cependant elle rendra en même tems & par une conséquence infaillible les humeurs épaisses , & relâchera les fibres : & pour prévenir ces deux inconveniens, il faut absolument de l'exercice, mais qui ne doit se prendre dans ces climats chauds , qu'après que la chaleur du jour est abbatue. Et quoique les alimens legers puissent beaucoup empêcher l'épaississement des humeurs, ils ne peuvent cependant pas le faire assez sans exercice , ni conserver les fibres dans une tension convenable; de sorte que pour cela il faut absolument de l'exercice. J'ajoûte que la chaleur de l'air jointe à la legereté des aliments ne peut pas suppléer au manque d'exercice pour conserver les articulations flexibles & mobiles, pour les empêcher de devenir roides & de s'engourdir.

§. 2.

Du tems & de l'occasion où il fut permis à l'homme d'user de l'aliment animal, & des liqueurs fortes.

Quelquefois m'abandonnant à mes conjectures, il m'est venu dans la pensée que les alimens qu'on tire du regne animal, & les liqueurs artificielles, n'ont pas été destinez dans le premier état, & au tems de la creation, à la nourriture des creatures humaines. Elles me paroissent n'avoir pas des organes assez forts ni assez propres pour en faire la digestion ; du moins ne les ont elles pas tels que les oiseaux & les autres bêtes de proye qui vivent de chair. Elles n'ont pas non plus naturellement ces appetits brutaux & voraces qui demandent les aliments qui viennent de l'animal, & des liqueurs fortes pour les rassassier ; non plus que ces cœurs cruels & endurcis, ou ces passions excessives, qui pourroient les proter facilement à dechirer & détruire leurs semblables ; sur tout dans les premiers siecles avant que les hommes se fussent corrompus, & avant que Dieu se resolût d'en exterminer la race entiere par un deluge universel, & d'abreger leur vie de neuf cens & mille ans à soixante & dix. Car l'epoque de la diminution de la vie des hommes eſt auſſi celle de la permiſſion qu'ils eurent de manger de la chair des animaux, ainſi que l'Auteur Sacré le marque: en ſorte qu'il paroît que ce changement d'aliment fut la cauſe de cette diminution. Et certainement ceux qui en abuſent, & qui donnant trop à leurs plaiſirs pouſſent cette permiſſion trop loin, abregent infailliblement leurs jours ; mais ceux qui reconnoiſſent qu'il eſt de leur devoir de réprimer leurs paſſions, & que leur bonheur dépend du ſoin qu'ils prennent de tenir la bride à leurs appetits, ſçavent bien ſe diſpenſer de ces ſortes de mets, ou du moins en éviter l'excès. Il eſt vrai que de la maniere que les choſes ſont établies à preſent, il n'eſt pas poſſible, pour ainſi dire, de rémedier à la deſtruction de la vie animale, puiſque les inſectes nichent & s'engendrent dans les vegetaux mêmes, & qu'à peine mangeons nous aucune plante ou racine ſans ravaler en même tems un nombre infini de petits animaux. Mais outre ce que j'a déja dit du changement & de l'alteration de la nature de ce qu'elle étoit dans ſon origine, il y a une grande différence entre détruire & éteindre la vie animale, (qui d'ailleurs pourroit durer pluſieurs années) & la détruire par choix & de propos deliberé pour ſatisfaire nos appetits & aſſouvir nôtre concupiſcence ; & entre la chute accidentelle & preſque inevitable de ceux qui d'ailleurs feroient peut-être morts le même jour, ou tout au plus la même année, & qui n'auroient prolongé leur vie que très peu de tems davantage. Quoiqu'il en foit, ceux qui connoiffent l'œconomie animale & la conftitution du corps humain, & qui favent l'hiftoire de ceux qui ont vécu d'une maniere fobre, & de ceux au contraire qui fe font donnez plus de licence, remarqueront facilement que la liberté qu'on prend à manger de la viande & à boire des liqueurs fortes, excite les paffions & abrége la vie, caufe des maladies chroniques ou de longue durée & une vieilleffe prematurée, comme le prouve clairement l'hiftoire de la vie de Cornaro.

§. 3.

Des differentes fortes d'exercices qui font en ufage, & de ceux que l'on doit preferer aux autres.

De tous les exercices qui peuvent fervir à la fanté (comme de marcher, de monter à cheval, d'aller en carroffe, de faire des armes, de danfer, de jouer au billard, à la boule, à la paume, de travailler à la terre, de pomper, de fonner, &c.) la promenade eft le plus naturel & qui feroit auffi le plus utile, fi elle ne faifoit pas une trop grande diffipation des efprits en ceux qui ne font pas affez robuftes pour la fupporter. Monter à cheval eft celui qui convient le mieux à l'homme, le plus profitable à la fanté, le moins penible, celui auquel on dépenfe le moins d'efprits ; & qui agitant tout le corps en general, facilite une tranfpiration univerfelle & la fecretion des humeurs. A quoi l'on peut ajoûter les differens changemens d'air, à travers lequel on paffe vite, & dont chaque changement eft au corps comme un nouveau bain : par là il pince en differente façon les fibres nerveufes pour les lier & les racourcir, & les differens objets qui fe prefentent font comme autant de nouvelles fçenes qui amufent l'efprit. Ceux qui ne peuvent pas monter à cheval doivent fe faire mener en caroffe ou porter en litiere. C'eft l'exercice qui convient le mieux aux impotens & à ceux qui font caffez par le poids des années ou par quelque maladie, & même aux jeunes gens qui ne font pas en état de fe fervir de celui qui convient le mieux à leur âge. Les exercices qu'on prend à la maifon, comme de jouer à la paume, ou au billard, de danfer, de faire des armes, &c. font bons lorfque le tems & la faifon ne permettent pas de fortir, puifque l'air ne contribue pas peu à l'utilité qu'on tire de l'exercice. On ne fçauroit affez admirer ce grand defir fi naturel aux jeunes gens, de cabrioler, de fauter, de

lutter, ou de courir, & d'aimer les exercices & les divertiſſemens corporels quelque
fatigans qu'ils ſoient ; & d'en prendre juſqu'à n'en pouvoir plus, ſur tout ceux qui
ſe portent bien, de ſorte que la plus grande peine qu'on puiſſe leur impoſer, c'eſt
de les detenir court, & qu'un empriſon-
nement de quelque tems fait plus d'effet
ſur eux que la verge ou la ferule. C'eſt une
ſage invention de la nature, pour rendre
leurs jointures flexibles & fortes, & pour
conſerver le ſang dans ſa pureté & en rendre la circulation libre ; la tranſpiration en
devient aiſée, les organes s'étendent par
degrez juſqu'à une meſure proportionnée.

§. 4.

*Pluſieurs preuves du bien que l'exercice fait
aux membres que l'on employe en differens
travaux laborieux.*

Il n'eſt pas moins digne de nôtre attention, de voir que les differens organes des
artiſans prennent des forces extraordinai-
res, & deviennent plus charnus & plus nerveux ſelon les differens uſages qu'ils en
font par rapport à leurs differentes vaca-
tions, quelque petits & foibles qu'ils ſoient
d'ailleurs. Les jambes, par exemple, les
cuiſſes & les pieds des porteurs de chaiſe ;
les bras & les mains des Bateliers, le dos

& les épaules des porte-faix , deviennent
avec le tems épais , forts , & charnus. Il
est certain qu'en parlant haut sans se forcer
on se rendra la voix plus forte , & qu'on
se fortifiera en même tems les poumons.
Nos ongles & nos cheveux croissent d'autant plus, qu'ils sont coupez plus souvent.
Nous pouvons même faciliter une évacuation particuliere jusqu'à affoiblir & détruire
toutes les autres. En faisant usage d'un organe frequemment & d'une maniere for-
cée , l'on y fait entrer le sang & les esprits
copieusement , & par ce moyen il devient
robuste & charnu. Et si l'on prenoit affez
de peine pour les organes de toute l'œconomie animale par un travail convenable à
chacun , on pourroit les fortifier tous generalement & les conserver en bon état.

§. 5.

*Usage de cette observation, qui consiste à don-
ner aux parties du corps differens exercices, selon les differentes sortes de foiblesses
& d'infirmité dont elles sont affligées ou
menacées.*

C'est pourquoi pour les asthmatiques &
ceux qui ont les poumons foibles , ils devroient suivant ma pensée , parler beaucoup & haut , même en leur particulier,
& monter quelques endroits faciles ; &

lorſqu'ils ſe ſentent fatiguez, s'aſſeoir & ſe repoſer juſqu'à ce qu'ils ayent pris de nouvelles forces pour en faire encore autant ; & augmenter ainſi peu à peu tous les jours, juſqu'à ce qu'ils ſoient capables de faire une aſſez longue traite dans un tems convenable. Pour ceux qui ont une debilité de nerfs & un défaut de digeſtion , comme auſſi ceux qui ſont ſujets aux maux de tête (dont la plûpart viennent de la mauvaiſe diſpoſition de l'eſtomach & des inteſtins) je leur conſeille de monter à cheval auſſi ſouvent qu'ils le peuvent , lorſqu'il fait un tems clair & ſerein, & de prendre l'air tous les jours s'il ſe peut. Ceux qui ſont affligez de la pierre ou de la gravelle , je leur enjoins de ſe faire conduire en caroſſe par des chemins raboteux & pleins de pierres. Pour ceux qui ont le rhumatiſme , ils doivent jouër au billard , à la paume, ou à la croſſe , juſqu'à ce qu'ils ſuent copieuſement ; & alors qu'ils ſe mettent d'abord dans un lit qui ſera chauffé , qu'ils boivent largement de quelques liqueurs delayées & chauffées avec dix goutes d'eſprit de ſel armoniac ou de corne de cerf à chaque trait, pour faciliter la ſueur. Ceux qui ont les bras & les jarrets foibles, qu'ils jouënt tous les jours deux ou trois heures à la paume, ou au balon. Ceux qui ont une debilité de dos ou de poitrine, doivent ſonner les cloches ou pomper. Les gouteux recouvreront bien-tôt l'ufage de leurs membres en marchant fouvent par des chemins rabouteux jufqu'à ce qu'ils foient laffez, encore que monter à cheval ou aller en caroffe puiffe le mieux prevenir cette maladie. Pour les gens d'étude & de contemplation, & pour les perfonnes valetudinaires, & ceux qui ont une debilité de nerfs ; il faut, pour fe procurer une bonne fanté, & une longue vie, s'accoutumer à des exercices reglez du corps. Ceux qui ont leur tems à eux, doivent avoir leurs heures fixes pour monter à cheval, ou pour fe promener lorfque le tems eft ferein & propre, comme ils prennent celles de diner, & de fe coucher ; j'entens au moins trois heures à cheval & deux à la promenade, la moitié avant le diner, & l'autre avant le coucher, celle-ci eft la plus indifpenfable : comme la premiere partie de cet exercice donne de l'appetit, l'autre aide à la digeftion. Pour ceux qui ne peuvent pas difpofer de leur tems, ils ne doivent jamais laiffer échaper l'occafion d'en prendre.

§. 6.

Trois conditions que doit avoir l'exercice pour faire tout fon effet.

Il y a trois conditions qui rendent l'exercice auffi-bienfaifant qu'il fe peut. 1. Il

doit fe prendre lorfque l'eftomach eft à
jeun (comme c'eft auffi le tems le plus
propre pour toutes les évacuations medeci-
nales :) car par ce moyen les cruditez *
alors digerées, ou les fuperfluitez dont la
nature voudroit fe décharger en les faifant
pafler par des couloirs convenables, mais
qu'elle ne peut y pouffer fans un fecours
emprunté, feront plus en état d'être éva-
cuées; au lieu que l'eftomach étant rempli,
l'exercice deviendroit trop tumultueux dans
le corps ; il précipiteroit les fecretions, &
évacueroit les bons fucs auec les humeurs
corrompuës. 2. Il ne faut pas en prendre
jufqu'à une entiere laffitude, qui abatte les
efprits & caufe une fueur accablante ; ce
qui uferoit les organes, les priveroit de
leurs forces, & feroit violence aux fonctions naturelles. 3. On doit avoir foin
après l'exercice de fe retirer dans une chambre chaude, & fe mettre à couvert des injures de l'air, de peur que les parties nitreufes dont il eft rempli ne penetrent un
corps fatigué, & ne caufent des rhumatif-
mes, des fiévres, & des rhûmes. Je pour-
rois ajoûter ici une quatriéme condition en
joignant la temperance à l'exercice, car
autrement l'un pourroit détruire ce que
l'autre auroit rétabli ; en effet, comme
l'exercice donne de l'appetit, fi l'on veut le

----

* *Coéta non cruda funt evacuanda*, Hip-
pocrat.

suivre entierement , la faculté concoctive
sera aussi insuffisante à son poids , qu'elle
l'étoit auparavant. Mais comme j'ai déja
traité de cette matiere, je n'en parlerai pas
davantage ici.

§. 7.

*L'utilité du bain froid. 1. Pour conserver
la transpiration libre & facile. 2. Pour
procurer aux humeurs une circulation libre a travers les plus petits vaisseaux. 3.
Pour prevenir les rhumes & le froid que
l'on pourroit prendre, pour les prevenir,
dis-je, en affermissant les fibres, & en
resserrant les conduits de la transpiration.*

Je ne puis dans ce Chapitre , qui traite
de l'exercice , m'empêcher de dire quelque chose du bain froid ; & je ne puis assez m'étonner comment il est devenu hors
d'usage. Premierement , chacun sait la necessité d'une transpiration libre pour conserver la santé ; & en se lavant souvent le
corps avec de l'eau ; cela nettoye & purge
les orifices des conduits transpiratoires, de
cette saleté glutineuse qui s'y amasse sans
cesse par la condensation de leur propre at-
mosphere pleine de rosée , laquelle empê-
cheroit bien-tôt cette transpiration, & ensuite causeroit une langueur accablante à la
personne. En second lieu une circulation
en-

entiere, libre & facile par toutes les arteres
capillaires eſt d'un grand ſecours pour la
ſanté & pour la prolongation de la vie. Or
il eſt certain que rien ne la facilite tant que
le bain froid ; car par le choc violent &
ſubit qu'il donne à toute la maſſe des humeurs de la circonference au centre , &
par le retour de ces humeurs du centre à
la circonference ; retour également ſubit
& violent, puiſque la réaction eſt toûjours
égale & contraire à l'action, elles acquierent une force preſque ſuffiſante pour penetrer toutes les bondes & toutes les obſtructions des plus petits vaiſſeaux , qui ſont
ceux qui y ſont le plus ſujets , & pour faire
que la circulation ſe faſſe par tout. En troiſiéme lieu, il n'y a rien de ſi nuiſible, ni qui
empêche plus l'utilité de l'exercice en ceux
qui ſont d'un temperament foible & délicat,
que d'attirer des parties nitreuſes & humides de l'air ; c'eſt-à-dire de s'enrhûmer. Pour
cela le meilleur préſervatif eſt le bain froid ;
comme la nature des choſes le fait voir &
que l'experience le confirme : car ſi l'exercice pour diminuer les humeurs & pour renforcer les parties ſolides eſt joint au bain
froid, la circulation du ſang en reçoit une
nouvelle force , tant pour l'expulſion des
mélanges qui peuvent nuire au corps, que
pour l'union de la craſſe cuticulaire, qui
forme l'épiderme , afin de le durcir contre
toutes les violences qui peuvent lui arriver.

H

§. 8.

Combien de fois, en quels cas, & de quelle maniere il faut prendre le bain froid.

C'eſt pourquoi je ferois d'avis, que chacun, qui peut le faire, eût un bain froid chez ſoi pour ſe laver le corps, auſſi-bien qu'un baſſin pour ſe laver les mains, & s'en ſervir conſtamment deux ou trois fois la ſemaine, Hyver & Eté. Et pour ceux qui ne peuvent pas avoir cette commodité, d'aller auſſi ſouvent qu'il leur eſt poſſible ſe baigner dans une riviere ou dans un vivier. Seulement il faut prendre garde que ce ne ſoit pas au tems de l'accès d'une maladie chronique avec un poulx élevé, douleur de tête, débilité de poumons, ou indigeſtion, & n'y pas demeurer juſqu'à ce qu'on tremble de froid. On doit auſſi en Hyver aller à ſes exercices ou occupations ordinaires d'abord en ſortant du bain. Pour ceux qui ont les nerfs tendres, il faut leur verſer des baſſins d'eau froide ſur la tête, ou la bien laver avec une éponge avant que d'y entrer. Mais je ne ſçaurois approuver la maniere de ſauter précipitament ou de ſe jetter la tête la premiere dans un bain froid, cela donne une trop grande ſecouſſe à la nature, & l'on riſque trop par là que les petits vaiſſeaux viennent à ſe rompre. La maniere la plus convenable eſt de ſe tenir à une corde, & d'y deſcendre le plus vite qu'il eſt poſſible, & lorſqu'on eſt au fond, plier les genoux (comme les femmes font en faiſant la reverence) pour ſe racourcir & avoir la tête aſſez avant ſous l'eau, & enſuite ſe relever pour prendre haleine, & repeter deux ou trois fois la même choſe ; après quoi il faut s'eſſuyer & ſe bien frotter avant que de ſe r'habiller.

Ceci me conduit à un autre genre d'exercice.

§. 9.

Qu'il eſt bon de ſe frotter le corps avec des broſſes ou des vergettes, & de la grande utilité qu'on en retire.

Se frotter avec des vergetes, eſt un exercice d'un très-grand avantage pour avancer la tranſpiration, & pour faire circuler le ſang ; chacun ſait de quelle utilité l'étrille eſt à un cheval ; elle le rend liſſe, gai, vif, & alerte, & ne contribue pas moins à ſa vie que le fourage. Ce qui ne peut ſe faire ſans doute qu'en aidant la nature à évacuer les parties les plus groſſieres des humeurs, qui en empêchent la circulation libre, & en attirant par une friction & une irritation conſtante le ſang & les eſprits vers les parties les plus éloignées du centre de la chaleur & du mouvement, en faifant enfler les mufcles fuperficiels. Elle auroit le même effet fur les autres animaux & fur l'homme même , fi l'on avoit pour eux en ce cas-ci le même foin , & la même regularité qu'on a pour les chevaux. De forte que je crois que ceci merite bien l'attention des perfonnes qui font affligées d'une débilité de nerfs , & qui menent une vie fedentaire ; furtout de celles qui font menacées de quelqu'efpece de paralyfie , pour fupléer au manque d'un exercice plus fort , ils doivent employer une demie-heure foir & matin à fe frotter ainfi tout le corps , & fur tous les membres avec des vergettes. Une chofe qui paffe mon imagination , c'eft que la luxure n'a pas mis en ufage le bain froid & une femblable friction pour tous les animaux qu'on fert à table , furtout pour ceux fur lefquels on peut le faire aifément , comme font les bœufs , les cochons de lait, les veaux, les agneaux , & toute la volaille en general qui aiment naturellement le bain froid. Car il eft certain que la netteté & l'exercice (& celui de les frotter avec des vergettes qui en eft une partie) contribueroit beaucoup à rendre tous les animaux , de quelqu'efpece qu'ils foient , fans en excepter aucune, plus fains en eux-mêmes, plus remplis d'humeurs ou de fucs & d'efprits , & par confequent ils feroient une meilleure nourriture pour l'homme.

Pour ce qui regarde le repos , comme nous avons limité les conditions de l'exercice , il eſt inutile d'en parler.

Règles pour la ſanté & pour la longue vie , tirées de ce qui concerne l'exercice & le repos.

1. Quelle qu'ait été dès le commencement la conſtitution de l'homme, dans l'état préſent, un certain degré d'exercice lui eſt abſolument néceſſaire pour la ſanté & pour la prolongation de ſa vie.

2. Les alimens pris du genre animal , & les liqueurs fortes n'étoient pas deſtinées pour l'homme dans ſa premiere création.

3. La promenade eſt l'exercice le plus naturel, & ſeroit auſſi le plus profitable, ſi elle n'épuiſoit pas tant les eſprits de ceux qui ſont délicats. Monter à cheval eſt moins fatiguant, & plus propre à ces ſortes de perſonnes. Aller en caroſſe ne convient qu'aux infirmes & aux petits enfans. Pour les exercices domeſtiques, on ne devroit s'en ſervir que lorſque le tems ou quelque indiſpoſition ne permettent pas de ſortir ; puiſque l'air joint à l'exercice eſt d'un très-bon effet. Les enfans aiment naturellement toute ſorte d'exercice ; ce qui ne contribue pas peu à leur ſanté , & en même tems leur

donne de la force , & dilate à une juste proportion leurs organes.

4. Les organes du corps , qu'on met le plus en usage , deviennent les plus forts ; ce qui prouve que par le moyen de l'exercice on peut renforcer ceux qui sont foibles, de quelque nature qu'ils soient.

5. Les poumons acquierent de la force en parlant haut , & en montant quelque hauteur aisée. Monter à cheval facilite la digestion , renforce les nerfs , & guerit la plûpart des maux de tête. On soulage la gravelle & la goute en se faisant mener en carosse par des endroits inégaux & raboteux : le rhûmatisme, en joüant à la paume & au billard, &c. jusqu'à ce qu'on sue, pourvû qu'on se mette après cela dans un lit chaud, pour faciliter la sueur. Les bras foibles se renforcent en joüant au volant ou à la paume. Les genoux foibles, en joüant au balon, & le dos en sonnant les cloches ou en pompant. Le meilleur moyen pour les gouteux de recouvrer l'usage de leurs membres, c'est de marcher par des chemins raboteux ; mais monter à cheval ou aller en carosse en prévient mieux l'accès. Ceux qui sont valetudinaires & les hommes de Lettres doivent avoir un tems déterminé pour prendre de l'exercice ; au moins deux ou trois heures par jour ; la moitié avant diner , & l'autre moitié après souper.

6. Il faudroit 1. avoir toûjours l'esto-

mach vuide, & être à jeun pour prendre de l'exercice, 2. n'en jamais prendre avec excès, avoir foin après cela de ne pas s'en-rhumer ; & obferver toûjours une bonne temperance, fans laquelle l'exercice fait du mal au lieu de faire du bien.

7. Le bain froid eft très-profitable à la fanté, feulement il faut ne point s'en fervir pendant l'accès d'une maladie chronique, avec le poux élevé, ou douleur de tête, ou lorfque les poumons font foibles. Il facilite la tranfpiration, augmente & étend la circulation jufqu'aux parties les plus éloignées, & previent auffi le danger de s'en-rhumer. Si on y eft expofé, ceux qui ont les nerfs foibles & delicats devroient fe répandre de l'eau fur la tête avant que d'y entrer, & enfin il ne convient à perfonne de s'y jetter la tête la premiere.

8. Se frotter le corps avec des vergettes eft un exercice très-utile, comme il paroît par l'effet qu'il a fur les chevaux ; & l'on devroit s'en fervir non-feulement pour les hommes en general, mais auffi pour les animaux que nous deftinons à nôtre nourriture, autant qu'on peut le faire.

※※※※※※※※※※

CHAPITRE V.
Des Evacuations & de leurs Obstructions.

§. I.

Les matieres fecales dans les gens qui se por-
tent bien font d'une consistance mediocre.

LEs trois principales évacuations se font
pas les selles, par les urines, & par la
transpiration. Toutes ces évacuations doivent se faire reglément & selon l'ordre de
la nature pour être utiles à la conservation
de la santé, & à la prolongation de la vie.
La premiere, doit être d'une consistance
moyenne entre les deux extremitez. *Opor-*
tet sanorum sedes esse figuratas. Cela signifie
que pour se bien porter il faut que les matieres fecales ayent des figures, c'est-àdire,
l'empreinte des Boyaux par où elles passent.
Ceux qui les ont âcres & corrosives, se font
échauffez le corps par des liqueurs fortes,
ont mangé trop peu, ne digerent pas bien ;
ou ayant le mouvement peristaltique des
boyaux trop foible, & les alimens par con-

fequent s'arrêtant trop long-tems aux orifices des vaiſſeaux lactées, ſont trop épuiſez
de leur humidité. Ceux qui ont des ſelles
purgatives, ont trop mangé, ou ce qu'ils
ont pris étoit de trop difficile digeſtion pour
eux. Car les animaux qui ſont trop nourriſſans laiſſent dans les excremens trop de
chyle, lequel venant à fermenter dans les
boyaux les irrite de la même maniere que
le fait un purgatif. J'ai ſouvent remarqué
que quand une perſonne delicate fait un repas entier de viandes groſſieres, comme
de poiſſon, de bœuf, de porc, de viande
cuite au four, ou de quelque autre mets
ſemblable, cela paſſe avec autant de rapi-
dité que ſi c'étoit une medecine, laiſſant
les boyaux enflez, avec colique ou douleur de ventre, & les eſprits abattus au
dernier point. Les alimens par leur mix-
tion, leur poids, & leur fermentation differente cauſant une irritation le long des
conduits, depuis l'eſtomach juſqu'au re-
ctum, & n'ayant preſque rien perdu de leur
humidité ou chyle, ſans pourtant donner
aucune nourriture au corps, coulent ainſi
avec precipitation, & ne lui profitent pas
plus qu'une abſtinence de toute viande pendant long-tems. C'eſt de là, & par les
effets, que nous tirons une regle infaillible pour juger ſi nous avons obſervé un regime proportionné aux neceſſitez de la nature, & aux forces de la faculté concocti-

ve. C'eſt auſſi par cette raiſon que le quinquina donné en trop grande quantité à des
perſonnes délicates & d'une foible digeſtion, les purge ſi conſtamment par là :
même le mercure donné interieurement ou
par friction ſe change en purgation violente, & ne peut pas ſe ſublimer en ſalivation,
faute d'en donner une doſe convenable aux
forces de l'eſtomach & des fibres nerveuſes.
Car naturellement le quinquina conſtipe,
& le mercure paſſe par les glandes les plus
ouvertes. Et c'eſt en ce ſens que j'ai obſervé fort ſouvent que le *Diaſcordium* & la
theriaque de Veniſe purgent les boyaux foibles & ſcrofuleux. Au lieu que ſi l'on avoit
proportionné les doſes aux forces de la nature, ou même ſi l'on avoit commencé
par de moindres doſes, & qu'on les eût
augmentées peu à peu, l'effet auroit ré-
pondu à la fin qu'on ſe propoſoit ; comme
j'ai remarqué que cela ne manquoit jamais
d'arriver.

§. 2.

*Erreur dangereuſe de ceux qui veulent ſe
donner de l'embonpoint & devenir gros &
gras.*

Il ne ſera pas hors de propos de faire ici
attention à la mauvaiſe pratique de ceux
qui étant maigres, grêles, & d'une com-

plexion foible, tâchent par toute sorte de voies de devenir gros & gras, & de se procurer de l'embonpoint ; & pour cela mangent continuellement des viandes grossieres & fortes en grande quantité, & avalent à proportion des liqueurs spiritueuses ; ignorans que par ce moyen ils rendent, pour ainsi dire, incurable la maladie à laquelle ils voudroient remedier. Car en ce cas, & à l'égard de ces personnes-là, la partie globuleuse de leur sang est en très-petite quantité, & en même tems fort visqueuse ; & la partie sereuse est déliée & aqueuse, marque de très-mauvais sang, & les parties solides ou les nerfs sont lâches & sans vigueur. Et la faculté concoctive étant proportionnée à ces deux choses, il s'ensuit par consequent que la digestion doit être fort foible & imparfaite, & que leurs forces sont incapables de dissoudre ou digerer la moindre quantité de ces viandes grossieres ou de ces liqueurs fortes, pour en faire un chyle propre à la nourriture de leur corps. Il faut donc que ce trop grand poids soit entierement chassé à travers les conduits ordinaires par des selles surnumeraires : ou bien la petite quantité de chyle qui en a été tirée étant trop grossiere pour produire un fluide similaire & homogene à la masse du sang, elle doit être précipité par les autres couloirs ou égouts du corps ; de sorte qu'une personne qui en use ainsi est affamée au milieu de l'abondance, & diminue avec beaucoup de superflu. Il en est de même des nourrices & des parens qui élevent des enfans. Les douleurs de ventre, les coliques, les diarrhées, les duretez de ventre, les suffocations, les vents, & les mouvemens convulsifs continuels qui affligent la moitié des enfans d'Angleterre, viennent absolument de la trop grande quantité de viandes grossieres, & de lait trop gras, dont les meres & les nourrices trop indulgentes les farcissent. Car d'où proviennent leurs évacuations glaireuses, grifes, pleines de chyle, noirâtres & mêlées de bile? d'où vient le murmure qui se fait dans leurs boyaux, les vents & les suffocations, sinon des cruditez causées par trop de nourriture ? Cela est si certain, qu'on les guerit generalement par des poudres de coquilles qui absorbent ces cruditez âcres, par des purgations faites de rhubarbe, laquelle évacue & renforce en même tems les boyaux, par des lavemens composez de lait, par des cauteres, ou par des veficatoires, qu'on peut aussi envisager comme des especes d'évacuations : par ces mêmes remedes continuez, & par de semblables dont la fin soit d'évacuer & de fortifier les conduits alimentaires ; on les guerit enfin en leur faifant observer une diéte legere, mediocre, & nourrissante. Ce ne font que les alimens bien dirigez qui nour-

riffent. Et la nature dans fon cours commence par enfler & étendre les parties , &
enfuite elle les fortifie & les durcit. C'eft
là l'ordre établi pour les végétaux ; & c'eft
de cette maniere auffi que les animaux de-
ftituez de la raifon élevent leurs petits.
C'eft même la méthode dont le Palefernier
habile fe fert à l'égard d'un cheval qui
amaigrit. Et ce qui eft étonnant , c'eft
qu'un habile Maréchal rétablira dans fon
parfait embonpoint une méchante haridel-
le , maigre & pouffive ; & en fera un cheval alerte, gay & vif, jufqu'à tromper ,
non feulement un Gentilhomme , mais
même un autre Maréchal , & cela en moins
de femaines , que tous les Medecins enfemble ne pourroient faire en Angleterre à
l'égard de leurs femblables en plufieurs
années. Il eft vrai que les humeurs fe
corrompent de plus de manieres differentes & bien plus generalement dans
l'homme , & que fes parties folides fe bri-
fent plus totalement que dans les animaux
aufquels cela n'arrive jamais. Mais la plus
grande faute confifte dans le peu de foin
qu'on a de bien obferver & de garder re-
ligieufement un bon regime, qui doit con-
fifter à ne manger que des alimens mols ,
legers , délicats , rafraîchiffans , & muci-
lagineux , ou de ceux qui font déja chan-
gez en chyle , foit par la nature ou par
l'art ; comme font le lait & tous les mets

qui en sont faits, le ris, le sago, l'orge,
le froment, les œufs, les bouillons, les
soupes claires, les gelées, la volaille blanche, jeune, tendre & bien nourrie, ou
aussi la viande de boucherie avec les mêmes
conditions; il faut en manger peu à la fois
& souvent, mais jamais sans appetit, ni
jusqu'à s'en rassasier parfaitement; il faut
y joindre les autres secours dont il est parlé dans ce Traité. Quand les chairs sont
une fois crues, il est facile de les rendre
fortes, & les durcir par un exercice convenable, & en montant par degrés à des
viandes plus solides, & à des liqueurs plus
fortes.

§. 3.

*Des selles liquides & purgatives marquent de
l'intemperance dans le manger.*

J'ai souvent ouï des personnes valetudinaires & delicates, & de celles qui menent
une vie sedentaire, comme aussi des Gens
de Lettres, se plaindre de douleurs de tête,
de maux d'estomach, de coliques, de douleurs de ventre, d'abbattemens des esprits,
de ventositez, & de vapeurs, qui cependant
s'imaginoient être fort moderées dans le
boire & dans le manger. Mais, après une
recherche exacte, j'ai toûjours trouvé que
ces personnes-là même étoient toûjours ac-

cablées d'un cours de ventre ; ce qui me prouve évidemment qu'elles avoient pris plus d'alimens qu'elles ne devoient, & qu'elles n'en pouvoient digerer. Car c'eſt une verité certaine, que ceux qui ne font point d'excès doivent être conſtipez, ou du moins avoir des felles d'une conſiſtence mediocre. Il n'y a rien de plus ridicule, que de voir des perſonnes délicates, hyſteriques & ſujettes aux vapeurs, ſe plaindre continuellement & toûjours ſe farcir de viandes, diſant qu'elles ſont ſur le point de tomber par terre, & d'évanouir, & encore ſe bourrer d'alimens les plus nourriſſans, & les plus forts, & des meilleurs cordiaux, pour ſe ſuffoquer & ſe ſurcharger entierement. Il peut arriver que des alimens fort nourriſſans, ſe mêlant avec les humeurs âcres de l'eſtomach & des boyaux, puiſſent pour quelque peu de tems en corriger & en émouſſer l'âcreté, donner un mouvement plus vite à une circulation trop lente, & tenir lieu de bouchon, pour ainſi dire, pour arrêter les vapeurs malfaiſantes qui montent continuellement à la tête & au cerveau : mais c'eſt, ſans comparaiſon, comme ſi pour étouffer la puanteur qui ſort d'un cloaque, on y jettoit une plus grande quantité d'ordures & de vilenies. Le moyen le plus convenable en ce cas eſt premierement de nettoyer ce goufre profond de ſaletez, & enſuite de le conſerver net, & em

pêcher toute entrée à la corruption ou putrefaction. Ceci demande un peu de force
d'esprit, de travail, & de peine, mais qui
feront abondamment récompensez par le
foulagement & la douceur qu'on en reffen-
tira ; car il n'y a rien de plus certain que les
maux de tête & d'eftomach, les coliques,
les douleurs de nerfs que fouffrent ceux qui
font nez fains en Angleterre, viennent d'u-
ne vie oifive, & d'une nourriture trop copieufe.

§. 4.

Veritable methode de fortifier les nerfs relâchés.

Ceux qui ne mangent moderément qu'u-
ne fois par jour de la viande, vont une fois
régulierement à la felle ; & generalement
parlant, ceux qui y vont plus fouvent, ont
fait quelqu'excez, quel qu'il foit. Ceux qui
ont envie de fe guerir de quelques indifpofitions de nerfs, ou de quelques maladies
chroniques, ou qui veulent s'en garentir, doivent retrancher de leur nourriture (& par
confequent peuvent n'aller qu'une fois en
deux jours) dûffent-ils mêmes en être
conftipez. Car autrement il feroit impoffi-
ble de lier & de roidir les nerfs de ceux qui
ont les inteftins lâches & gliffans, & la cure doit commencer par où le mal a pris racine,

cine, & le communiquer de là à tout le
refte de la machine, de même qu'un Cor-
dier commence à corder fa corde par un
bout & paffe ainfi jufqu'à l'autre. Nous
pouvons atteindre facilement aux nerfs de
l'eftomach & des boyaux, mais les autres
parties font d'un accès plus long & plus
difficile. Et comme la relaxation, la debilité, & le manque de tenfion dans les fibres, eft l'origine de tous les défordres qui
arrivent aux parties nerveufes; il n'y a
point de remede que ceux qui refferrent,
qui roidiffent, qui lient, & qui racourcif-
fent ces parties, qui puiffent les guerir;
& ils doivent neceffairement refferrer & lier
les fibres de l'eftomach & des inteftins,
comme les parties les plus proches, & fur
lefquelles ils operent premierement. Et celui qui voudroit guerir un mal de nerfs fans
renforcer les boyaux, feroit comme celui
qui laifferoit tremper une corde de violon
dans de l'huile ou dans de l'eau, pour la
rendre ferme & propre à jouër une belle
compofition de Mufique.

§. 5.

*Combien de tems les alimens demeurent dans
le corps depuis qu'on les a pris jufqu'à ce
qu'on les rende.*

J'ai remarqué & experimenté qu'en ceux
qui ont une felle regulierement en vingt-

quatre heures , le tems du paſſage des alimens juſqu'à l'évacuation des excremens
eſt de trois jours naturels. Et qu'en ceux
qui n'en ont qu'une fois en deux jours , le
tems eſt de ſix jours naturels. On peut en
faire l'experience, en avalant une amande,
ou autre choſe ſemblable qui paſſe ſans ſe
digérer , ni cauſer aucune irritation. La
raiſon en eſt qu'une plus petite quantité d'a-
limens demeure plus long-tems aux orifices
des vaiſſeaux lâchez pour qu'ils en tirent
entierement le ſuc ou le chyle ; & leur
poids étant plus petit, la faculté concoḍi-
ve a plus de force ſur eux , & ainſi ils demeurent juſqu'à ce qu'ils ſoient parfaitement digerez , & épurez de toute leur humidité , ce qui fait auſſi que ces gens-là
ſont conſtipez. De même qu'en ceux qui
font des excès, par la raiſon des contraires, les alimens paſſent vite ſans être épurez de leur ſuc, & par conſequent relâchent les inteſtins ; & rien ne peut mieux
prouver qu'on a fait quelqu'excès, que la lu-
bricité & la précipitation avec laquelle les
matieres paſſent & ſe déchargent. J'ai ſouvent remarqué aux perſonnes délicates, &
qui ont une debilité de nerfs (j'entends
celles qui ne mangent de la viande qu'une
fois par jour) que lorſqu'elles ont fait un
repas de difficile digeſtion , quoi que les
deux jours ſuivans les eſprits ayent été libres, & que leur ſanté ait été également

bonne, le troiſiéme jour, lors du tems de l'évacuation des reſtes de ce repas, elles ſe ſont trouvées remplies de vents & de vapeurs, les yeux ternis, la tête peſante, avec des douleurs vagues de rhumatiſme par le corps, & une eſpece de colique dans les boyaux. D'où l'on peut tirer ces trois corollaires.

Coroll. 1. Il faut autant de tems à un chyle mal digeré pour circuler par tout le corps, qu'il en faut aux matieres fécales pour paſſer par les inteſtins. Le premier par la tranſpiration, & les dernieres par la ſelle.

Coroll. 2. Nous pouvons par là juger de la verité d'un Aphoriſme reçu des Medecins ; que les défauts de la premiere concoction, ne ſe corrigent jamais dans la ſuivante, excepté dans le cas dont nous parlerons dans le Paragraphe ſixiéme. Car les alimens de ſi difficile digeſtion avoient rendu le corps moins diſpos, lorſqu'il s'eſt agi d'en faire l'évacuation par la tranſpiration.

Coroll. 3. Nous pouvons auſſi inferer de là, combien il eſt ridicule d'attribuer generalement les douleurs ou le ſoulagement qu'on reſſent dans le corps, au dernier repas qu'on a fait ou à la derniere Medecine qu'on a priſe.

I 2

§. 6.

Quelques alimens peu propres pour l'eflomach ne laiffent pas de fournir une bonne nourriture.

Il y a des fortes d'alimens, qui bien qu'ils foient pefans à l'eftomach & aux inteftins dans la premiere digeftion, peuvent être bons & profitables au corps dans les fuivantes. Il peut arriver, par exemple, que le fromage, les œufs, les mets faits de lait, & les végétaux, quoi que bien préparez avec une quantité proportionnée, deviennent pefans à l'eftomach, & engendrent des vents dans les boyaux (inconvenient auquel on remediera pourtant aifément en buvant de l'eau) mais ces mêmes alimens n'ayant pas leurs parties fortement unies, & n'abondant pas en fels urineux & âcres, quand ils font fuffifamment détrempez dans un menftrue aqueux, ou diffous dans les parties dont ils font compofez; ces parties étant encore plus petites que les plus petits vaiffeaux, & leur union toûjours moindre que la force de la faculté concoâive, dans les perfonnes qui fe portent bien; ces alimens, dis-je, feront par là un chyle doux, fubtil, d'une circulation aifée, & qui dans les digeftions fuivantes deviendra falutaire, fans fournir aucune

matiere qui puiſſe engendrer des maladies
chroniques. Et les vents qui en viendront,
n'étant pas heriſſez & armez de ces ſels
âcres que contient la viande, & ne produi-
ſant point comme les liqueurs fortes de
ſucs corroſifs, ne nuiront pas plus au corps
que l'air que nous reſpirons.

§. 7.

De pluſieurs ſortes d'urines, & de ce qu'elles ſignifient.

La ſeconde évacuation ſe fait par les
urines, dont les circonſtances & les qualitez, quoiqu'on y faſſe aſſez peu d'attention, peuvent être d'un grand uſage pour
connoître l'état de nôtre ſanté, & en même tems la proportion de nos alimens. Il
y a des gens qui s'effraient en trouvant leur
eau trouble, & remplie d'un ſediment de
couleur de briques; mai c'eſt la meilleure
marque qu'elle puiſſe avoir. Car quoique
cela dénote que le ſang eſt chargé de ſels
urineux & de cruditez; il vaut cependant
mieux qu'ils paſſent par les urines, que de
reſter dans la maſſe des humeurs. Au contraire, lorſque ceux qui ſuivent trop leurs
appetits, rendent une grande quantité d'eau,
pâle, claire, & douce, c'eſt un indice infaillible qu'il y a eu du dérangement dans
la tranſpiration; que ni la premiére, ni les

fecondes digeftions ne fe font pas bien faites , que le chyle n'a pas été fuffifamment
purifié, que les dernieres fécrétions par les
petites couloirs n'ont pas été parfaites ; &
que les fels urineux font encore dans le
corps. D'où s'enfuivent infailliblement
l'oppreffion des efprits, les friffons aux ex-
trêmitez, les douleurs vagues de rhûmatif-
me par le corps, les maux de tête, les
coliques , & les douleurs de ventre. Il ne
fera pas hors de propos de faire ici attention à la difference qu'il y a entre les urines
pâles des hypochondriaques & des hyfteriques , & ceux qui font attaquez du diabetes ou flux d'urine , dont l'apprehenfion
épouvante d'abord ceux qui ont l'efprit foible. Ces deux fortes d'urine ont la même
apparence en quantité & en qualité ; du
moins elles fe prefentent d'abord à la vûe,
comme privées l'une & l'autre de leurs efprits. Cependant le veritable diabete eft accompagné d'une foif continuelle , & d'un
poulx bas, mais vîte ; l'eau en eft beaucoup
plus douce & dure plus long-tems de même ;
ce flux eft même quelquefois fi violent ,
qu'il abbat & ruine le fûjet en peu de jours.
Dans les hypocondriaques , & les hyfteriques , la foif n'eft que très-legere , quelquefois même il n'y en a point du tout, &
jamais le poulx n'eft vif , mais plûtôt trop
lent & trop bas , & ce flux s'arrête de lui-
même en peu de tems, ou en prenant quel-

que petit remede diaphorétique ; & enfin ceux-ci ont froid aux extrémitez du corps, ce qui ne se rencontre point aux autres.

§. 8.

Suite des differentes urines.

Cette peau bleuâtre & de plusieurs couleurs qui ressemble quelquefois à de l'huile ou à de la graisse, & qui nage sur l'eau des scorbutiques, ou des gens cacochymes, n'est autre chose que des sels assemblez, qui sont si serrez les uns contre les autres, qu'ils peuvent aisément faire un corps, de même que la peau d'une lessive dont on veut crystaliser les sels fixes. L'urine qui a un nuage leger suspendu du haut en bas, de couleur d'ambre clair, & dont la quantité est environ les trois quarts de ce qu'on a bû, est la meilleure, & la marque certaine d'une bonne digestion, d'une juste proportion d'alimens, & qu'il n'y a aucune repletion ni crudité. Et ceux qui vivent avec temperance, qui prennent de l'exercice comme il faut, & qui jouïssent d'une parfaite santé, font toûjours de l'eau semblable.

§. 9.

*Regime que doivent garder ceux dont les uri-
nes font claires & pâles ; & ceux qui les
ont chargées & troubles.*

Ceux qui rendent une grande quantité
d'eau pâle & claire, doivent conclure qu'ils
ont peché dans leur aliment, foit en quantité ou en qualité par rapport à la faculté
concoctive, & au peu de travail qu'ils fe
donnent ; c'eſt pourquoi ils doivent à l'a-
venir proportionner l'un & l'autre avec plus
de précaution & d'exactitude , en retranchant de leur boire & de leur manger, ou
en prenant plus d'exercice. Et pour arrêter
ce flux, ils peuvent prendre le foir un peu
de poudre du Gafcon , de la confection
d'Alkermes, ou du cordial du Chevalier
Railegh, & boire largément du petit lait
chaud fait avec du vin blanc d'Efpagne ,
avec quelques goutes d'efprit de corne de
cerf, pour rétablir la tranfpiration. Ceux
au contraire qui ont leurs urines extrémement teintes, fales, fort troubles & en
petite quantité, fe font trop échauffé le
fang par des liqueurs fpiritueufes, ou l'ont
furchargé de fels tirez de l'animal. Pour
prévenir donc les fuites fâcheufes qui en
pourroient arriver, il faut qu'ils mangent
moins de viande, & qu'ils tempérent la

chaleur du vin avec de l'eau. Autrement ils
feront expofez à des inflammations violentes, ou à des dangereufes maladies chroniques.

§. 10.

*Danger de ceux qui rendent des urines d'un
brun obfcur, ou d'un rouge fale.*

L'efpece de toutes les urines la plus mauvaife eft, celle qui eft d'un brun obfcur,
ou d'un vilain rouge en petite quantité &
fans fédiment. Cette forte d'eau dans les
violentes maladies, marque toûjours une
crudité infurmontable, un haut degré d'inflammation, qui tend à la putréfaction, &
une langueur mourante de la nature. Et
dans les perfonnes qui n'ont pour lors aucune indifpofition vifible, elle dénote une
debilité prefque totale de la faculté concoctive, une union inféparable des parties qui
compofent le fang, le plus haut degré de
crudité, & d'un affoupiffement de toutes
les fonctions animales. Et fi elle eft préce-
dée par de longues débauches, il eft befoin
de l'avis du Médecin. Je ne dirai rien des
urines de couleur de caffé, mêlées de fang,
de pus, ou de couleur de petit lait, chargées de fable blanc, de pellicules, ou de
lambeaux de quelques membranes. On fait
qu'elles font néphrétiques, ou des fympto-

mes de quelque ulcére dans les paſſages de
l'urine.

§. II.

D'une evacuation finguliere qui fe fait par
les felles & par les urines, & de fa caufe.

Il arrive une évacuation tant par les felles que par les urines aux perſonnes foibles, & qui ont une débilité de nerfs qui
allarme beaucoup le malade, & qu'on ne
trouve pas facilement dans la commune
Etiologie, c'eſt-à-dire dans cette partie de
la Médecine, qui traite des caufes des maladies. C'eſt quand ils font continuellement par le conduit des boyaux, une matiere blanche, tranſparante, & viſqueuſe
comme de la gelée, plus ou moins ; ou
lorſqu'il y a dans les urines une matiére
blanche, de lait, gluante comme de la
crême : on attribue ordinairement cela à
un ulcére dans les inteſtins, ou dans les
reins, dont la feule apprehenſion eſt capable de caufer en des perſonnes d'un efprit foible, le mal qu'elles craignent : je
fuis fûr cependant, qu'il n'y a rien de tout
cela dans le cas que je propofe. Car où il
y a des douleurs violentes & aigues, ou
des matiéres de differentes couleurs & mé-
langées, il peut y avoir, il y aura, ou
plûtôt il y a certainement un ulcére. Mais

dans le cas dont je parle ici, il n'y a de
douleur que très-peu ou point du tout, ni
de paroxysme qui arrivent aux hectiques,
& qui accompagnent toûjours un ulcére
interieur, non plus que des mélanges de
sang ou du pus, qui découvrent toûjours
le mal qu'on a dans le corps, ni d'odeur
puante qui fasse conclure quelque corruption. Car le cas que je rapporte ici arrive
aux personnes qui sont le moins capables
d'inflammation & d'apostume, je veux dire aux Paralytiques, ou à ceux qui y ont
ee la disposition, à ceux qui sont froids,
sujets aux vapeurs, qui ont les esprits abattus, & les nerfs foibles, dont le poulx est
bas & lent, & dont les fonctions naturelles sont débiles & languissantes; ce qui fait
voir que ces évacuations ne sont pas l'effet
d'un ulcére. Je croi que la premiere vient
d'une obstruction de quelques vaisseaux lactées, par où le chyle ne peut pas passer
en assez grande quantité, mais continuant
le long des boyaux, & étant privé peu à
peu de sa partie aqueuse, il s'épaissit, &
devient comme de la gelée, & ensuite sort
avec les excrémens. Ou bien ce doit être
une obstruction des glandes des intestins,
par où passe une matiére visqueuse pour les
rendre glissantes; mais qui venant à s'y arrêter, la partie aqueuse s'évapore, & le
reste s'épaissit comme de la gelée (ainsi
qu'il arrive lorsqu'on est enrhumé, ou lors-

que les glandes de la bouche, du golier, &
de la tranchée artére font trop gonflées) enfuite ces matiéres s'évacuent par l'éprein-
te des boyaux. Je croi de même que cette
matiére lactée, qui eft au fond de l'urine
dans le cas dont j'ai parlé, vient de la rélaxation des parties glanduleufes des reins &
de la veffie & des autres paffages de l'urine ;
& qu'on peut guérir ces deux maux de la
même maniere, que les autres maladies
de nerfs, par un régime & une diéte convenable, & par des médecines qui refler-
rent & renforcent, ou par des volatiles.

§. 12.

*Une tranfpiration empêchée eft la caufe de la
plûpart des maladies aigues, & l'effet de
quelques maladies Chroniques.*

La tranfpiration infenfible eft la troifiéme évacuation, que nous avons à confiderer. La chaife ftatique, que Sanctorius a
inventée pour examiner la quantité de la
tranfpiration, quelque ingenieufe & agréable qu'elle foit dans la theorie, eft trop
embarraffante & trop pénible pour être d'un
grand ufage dans la pratique & dans la vie
ordinaire. Il eft certain cependant que cette
évacuation libre & entiere eft auffi néceffaire à la fanté, qu'aucune autre des plus
groffiéres, puifqu'elle eft égale tout au

moins en quantité aux deux dont nous avons déja parlé; & l'obſtruction de celle-ci eſt ordinairement la ſource des maladies violentes, comme elle l'eſt auſſi des maladies chroniques. C'eſt pour cela que j'ai conſeillé à ceux qui ſont obligés d'être ſouvent hors de la maiſon lors qu'il fait un vent d'Eſt ou de Nord (qui ſont ceux qui empêchent le plus la tranſpiration) & qui ont un flux d'urine blanche & pâle , de ſe précautionner par un remede qui prévienne le commencement de ces ſortes d'obſtructions.

§. 13.

Quand & comment il eſt dangereux de s'enrhumer.

Le Docteur Keill , dans ſon livre qui a pour titre *Statica Brittannica*, a fait voir d'une maniére démonſtrative, que prendre du froid n'eſt autre choſe, que recevoir par les pores une grande quantité d'air humide & de ſels nitreux , qui épaiſſiſſans le ſang & les autres humeurs (comme il paroît par la ſaignée de ceux qui ſont dans le cas) & par là empêchant non ſeulement la tranſpiration , mais auſſi les autres ſécrétions plus ſubtiles , excitent d'abord une petite fiévre & un dérangement dans toute l'œconomie animale , qui étant négligés, donnent en-

trée à la maladie de confomption, aux ob-
ftructions des grands vifceres , & à une
cachexie univerfelle. Ainfi ceux qui font
délicats & valetudinaires , doivent éviter
foigneufement toutes les occafions de s'en-
rhumer ; que s'ils ont eu le malheur de
gagner ce mal , il faut qu'ils s'en faffent
guérir d'abord , avant qu'il ait pris de trop
profondes racines dans le corps. De la nature de ce dérangement, telle que nous venons de la décrire, il eft facile de connoître le remede qui lui convient ; c'eft-à-dire , fe tenir au lit , boire copieufement du
petit lait chaud fait avec du vin d'Efpagne
& quelques goutes de l'efprit de corne de
Cerf, des Apozemes , du Gruau , ou
d'autres liqueurs femblables ; un fcrupule
de poudre du Gafcon foir & matin, vivre
de foupes maigres, de boudins faits à l'Angloife , & de poulets , & boire toûjours
chaud : en un mot, il faut au commencement traiter cela comme une petite fiévre
avec de petits diaphoretiques ; & après cela
s'il reftoit encore quelque toux ou crachement (ce que néanmoins cette methode
prévient ordinairement) il faut amollir la
poitrine avec un peu de fucre candi & d'huile d'amandes douces, ou diffoudre une once de gomme ammoniaque dans deux livres d'eau faite d'orge mondée , pour rendre l'expectoration aifée, & enfuite fe bien
munir & fe bien vêtir pour aller à l'air.

C'est une méthode plus naturelle, plus facile, & plus efficace, que celle des bau-
mes, des linctus, des pectoraux, & d'autres semblables bagatelles, qui ne servent
qu'à gâter l'estomach, à opprimer les esprits, & à nuire à la constitution du corps.

§. 14.

Moyen d'entretenir la transpiration libre.

La voie la plus sûre pour conserver &
faciliter la transpiration, est de ne pas prendre plus de nourriture, que la faculté concoctive n'en peut réduire à une fluidité convenable ; & il faut à proportion de la nourriture prendre de l'exercice suffisamment,
& se servir des autres moyens alleguez dans
les chapitres précedens. Ne pas bien repo-
ser, manquer du soulagement que le sommeil apporte, se remuer dans le lit sans
pouvoir dormir, font des indices infailli-
bles que la transpiration ne s'est pas bien
faite pendant la nuit ; ainsi pour y remedier,
il faut avoir recours le lendemain à une
plus grande proportion d'exercice, à un
plus grand degré d'abstinence, ou à quelque petite purgation domestique. Les douleurs de colique, les maux de ventre, les
selles purgatives, beaucoup de rots & d'é-
vacuations venteuses, l'abbatement des
esprits, le baillement, & l'extension des

membres, marquent auffi que la tranfpiration n'a été ni libre, ni abondante, de forte qu'on doit fe fervir des mêmes remedes auffi-tôt que l'occafion s'en prefente ; autrement on en fouffrira à la fin. Les vents, comme Sanctorius le fait voir, ne font rien autre chofe qu'une défaut de tranfpiration. Et le baillement & l'extenfion des membres ne font que des mouvemens convulfifs des mufcles convenables, & des organes deftinez par la nature, les uns à pomper les vents hors des boyaux, les autres à preffer les pores, & par-là évacuer la matiére qui ne tranfpire que lentement. Et c'eft une chofe admirable de voir combien fagement la nature a inventé les fpafmes, les crampes, les mouvemens convulfifs des organes, propres à évacuer toute matiére nuifible & étrangere hors du corps. C'eft ainfi que la toux eft une convulfion du diaphragme & des mufcles pectoraux, pour en ôter le phlegme vifqueux qui y eft ; le vomiffement de l'eftomach (aidé par le diaphragme & les mufcles du bas ventre) eft pour rejetter fes cruditez & celles des inteftins, ou pour évacuer les fables ou les pierres qui font dans les reins. Les tranchées des femmes en travail, font pour fe délivrer de leur fardeau. L'éternûment eft un effort de mufcles propres à faire fortir certaines particules nuifibles aux organes de l'odorat. Le friffonnement &

l'exl'extenfion des membres aide à la tranfpiration ; & le baîllement fert à pomper les vents nuifibles au corps. Le ris même eft un effort des mufcles de tout le front, pour évacuer certaines matiéres que ces membranes délicates ne peuvent fouffrir. Enfin les accez & les convulfions hyftériques tant aux Enfans qu'aux Adultes, ne font que des crampes, des fpafmes des mufcles de tout le corps, & des moyens dont la nature fe fert pour exprimer & fe défaire des vents, des exhalaifons, & des vapeurs âcres qui font renfermées dans les concavitez de toute la machine.

§. 15.

D'une falivation critique qui arrive à ceux qui ont les fibres réláchées.

Il y a une évacuation qui arrive aux perfonnes qui ont une débilité des nerfs, qui ne pourroit entrer comme partie dans la divifion generale que nous avons faite, à caufe de fa rareté. C'eft une bave déliée qui vient des glandes de la bouche, de la gorge, & de l'eftomac, & que quelques-uns appellent un crachement de nerfs ou fcorbutique, qui va même quelquefois jufqu'à un petit flux de bouche, & qui menace des perfonnes délicates de confomption fi on en croit leur imagination, mais où il n'y a rien moins à craindre que cela. On peut remarquer qu'il y en a qui étant attaquez de paralyſie ont un flux de bouche pareil, qui après cela tombe ſur la poitrine ; de ſorte que ceux qui en ſont affligez dans un âge avancé, peuvent à peine parler intelligiblement, à moins que de ſe nettoyer la bouche auparavant. Ceci-même peut aller ſi loin, que dans une paralyſie formée & invéterée à la moindre occaſion de joie ou de triſteſſe, ces perſonnes ſont ſujettes à répandre une grande abondance de larmes, de ſoupirs & de ſanglots. Pluſieurs de ceux qui ſont innocens, & ceux qui ſont hébetez par le mal hyſtérique ; & la plûpart de ceux qui ont un relâchement & une débilité de nerfs, ſont plus ou moins ſujets à ces évacuations ſalivales, ſur tout lors qu'ils ont fait quelques excès dans la nourriture. D'où vient que ceux de la premiere eſpece s'appellent morveux, ou baveurs. Et la difficulté de guérir toutes les maladies qui viennent d'une débilité de nerfs, dépend beaucoup de la quantité & de la qualité de ce flux. Car lors qu'il eſt trop abondant, & qu'il dure trop long-tems, c'eſt la marque d'une rélaxation entiere de tout le genre nerveux, & que ni la premiere digeſtion, ni les ſecondes ne ſe font pas bien faites. J'ai eu ſouvent occaſion de faire voir comment les excez qu'on a faits par rapport à la quantité & à la qualité des alimens au

tems d'une relaxation & d'une débilité de
nerfs, ont produit un chyle vifqueux &
groffier, dont cette partie qui n'a pû paffer
par les vaiffeaux lactées, eft reftée dans les
inteftins où elle fermente, & s'y corrompt
& caufe des vents, des tranchées, des coliques, & enfuite s'évacue en forme de purgation ; & l'autre partie, qui a été recûë
dans les vaiffeaux lactées, & même dans
la circulation, comme elle eft trop groffiere
& trop vifqueufe, pour fe mêler avec la
maffe des humeurs, & pouvoir paffer par les
vaiffeaux les plus déliez, & par les plus petites glandes de la tranfpiration, elle eft
obligée de paffer par les glandes falivaires,
qui font plus grandes, plus fpongieufes, &
plus lâches, & que la nature a deftinées à faire la feparation des parties glutineufes des humeurs : auffi eft-ce de là que vient ce flux
abondant de falive. Voici comment : lors
que ceux qui ont les nerfs foibles font des
excez continuels dans leur regime, les
glandes & les vaiffeaux capillaires du corps
s'enflent, fe gonflent, & fouffrent une obftruction, qui s'enfuit neceffairement delà. Et c'eft par la preffion de ces glandes
enflées, de ces vaiffeaux capillaires des
nerfs qui font ainfi gonflez, & des vaiffeaux fanguins ouverts, que la plûpart de
ces maux tirent leur origine. Mais les glandes fur-tout font deftinées à feparer les parties glutineufes & les ferofitez du fang, &

par là s'enflent & le bouchent. Sur cela
comme Baglivi conseille de bien examiner
l'état & la condition de la langue & de la
bouche , pour découvrir celle de l'estomach, & des boyaux, je croi qu'il est très-
important dans une maladie chronique de
faire attention à l'état des yeux : & si l'on
y observe une langueur froide & une couleur
mourante , & sur tout si la glande lachry-
male du grand canthus (ce que j'observe
toûjours exactement) est plus dure & plus
grande qu'à l'ordinaire & plus enflée , il
faut conclure de là qu'il y une rélaxation
de nerfs , & beaucoup de vapeurs, & que
fonctions naturelles sont foibles, & que le
regime est mal ordonné. Et c'est de l'obstruction & de l'enflure de cette glande &
des autres qui sont au tour de l'œil , qui
pressent les nerfs optiques, & les vaisseaux
capillaires du sang , que proviennent ces
taches , ces moucherons, ces atomes, &
ces obscurcissemens de vûë aux personnes
hystériques & sujettes aux vapeurs. Car
cette glande fait voir que toutes les autres
qui sont dans la region superieure du corps,
destinées à separer les serosités , sont enflées d'humeurs visqueuses par l'excez qu'on
a commis dans la nourriture ; à moins que
ces personnes n'ayent eu quelques autres
maux ordinaires dans ces parties là. C'est
aussi de l'obstruction & de l'enflure des glandes salivaires de la bouche , de la gorge ,

& du gofier , que viennent ces fuffoca-
tions , & ces palpitations dont les hyftériques fe plaignent fi fouvent. Les vents ,
& les cruditez de leur eftomac & de leurs
boyaux, & des autres concavitez du corps,
cherchant à fortir par le haut, font arrêtez
par le diaphragme , & par là la refpiration
eft moins libre , & par le gouflement des
glandes du gofier , l'iffuë en eft entierement bouchée ; ce qui fait cette grande
émotion , qui fait naître les fymptomes
dont nous avons parlé, & dont il n'eft pas
queftion de faire ici le détail. Comme donc
cette falivation , cette toux , & ce crachement de phlegmes vifqueux, qu'on appelle
communément une toux de nerfs, de même que la toux violente des enfans, & toute forte de femblables évacuations d'un ferum acre dans les perfonnes foibles, & qui
ont les nerfs lâches, eft un effort de la nature pour les foulager ; s'ils étoient traitez
avec jugement , & qu'on en eût du foin ,
ils ferviroient de crife à leurs dérangemens,
& les affranchiroient tout-à-fait de leurs pa-
roxyfmes , & rendroient aifée la circulation & la tranfpiration , & par conféquent
auffi le cours des efprits. Il y en a qui ont
recours , mais follement , aux liqueurs
fortes & aux cordiaux, pour remedier à ce
mal, & pour arrêter la violence de ce flux,
& pour relever leurs efprits abattus ; mais
qui ne fervent qu'à épaiffir les phlegmes ,

obucher les orifices des glandes falivaires,
& ainfi à fomenter le mal qu'ils veulent
guerir. D'autres fe gorgent de viandes trop
nourriffantes , parce qu'ils trouvent quelque petit foulagement à leurs efprits , par
la premiere circulation de leur chyle doux,
délié & fpiritueux. Mais ce n'eft que jetter
de l'huile dans le feu , & aggraver le mal.
Au lieu que s'ils laiffoient agir la nature ,
s'ils ne la troubloient point dans cette évacuation critique, foit en voulant l'arrêter ;
ou en entreprennant de la faciliter ; mais
feulement en la foulageant par des alimens
legers , & des liqueurs rafraichiffantes , &
en prenant moins même que la faculté
concoctive n'en peut digerer ; après avoir
évacué toutes ces cruditez de la maffe des
humeurs par ces glandes émonctoires , &
par là donné aux vents la liberté de fortir,
la falivation diminueroit par degrez , &
s'arrêteroit d'elle-même à la fin. Et fi fur
fon declin, on donnoit un petit vomitif
pour emporter les reftes vifqueux des vents
& des phlegmes par en haut, & enfuite une
purgation ftomachale pour écurer les parties inferieures des inteftins ; le malade fe
trouveroit bien-tôt la tête legere, & les efprits libres, & exempt de toute forte de
douleur ; la circulation & la tranfpiration
reviendroient d'abord à leur état naturel,
& la fanté & la gaieté feroient bien-tôt ré-
tablies , à moins qu'un ptyalifme ou cra-

chement habituel & mortel n'en fût la caufe ; car j'ai obfervé quelquefois , qu'elle
étoit auffi funefte & auffi incurable qu'une
hydropifie formée , & un flux d'urine in-
veteré qui viennent d'un veritable fcorbut,
par lequel les parties globuleufes ou fphe-
riques du fang font diffoutes entierement,
& le ferum eft changé en leffive.

Règles pour la fanté & la prolongation de la
vie, tirées de ce qui regarde les évacua-
tions.

1. Les felles dures font une marque,
que le fang eft échaufé , que la nourriture
a été trop modique, que la digeftion a été
trop lente, ou que les boyaux font foibles.

2. Les felles purgatives marquent une
ttop grande quantité d'alimens. Un repas
trop copieux a le même effet qu'une purgation, remplit les inteftins de vents, &
y caufe des tranchées. Le mercure, & même le quinquina, le diafcordium & le theriaque, purgent lorfque la dofe eft ex-
ceffive.

3. Les maux de tête & d'eftomach, les
vapeurs, l'abbatement des efprits, les
tranchées, & les coliques, viennent d'u-
ne trop grande quantité d'alimens qu'on a
pris, & font toûjours fuivis de cours de
ventre.

4. Ceux qui vivent avec temperance vont

regulierement une fois par jour à la felle, Et ceux qui y vont plus fouvent, ont fait quelque excès.

5 La cure de la relaxation des nerfs (fource de toutes les maladies chroniques) doit necessairement commencer par l'eftomach & les inteftins.

6. Le tems que les alimens demeurent dans le corps depuis qu'on les a pris jufqu'à l'évacuation. eft de trois jours pour ceux qui vont une fois par jour à la felle, & de fix pour ceux qui n'y vont qu'une fois en deux jours.

7. Un repas de viandes groffieres caufe plus de défordres le jour de l'évacuation des excremens, que le jour qu'il a été pris.

8. Il faut autant de tems pour la tranfpiration des parties des alimens qui fortent par les pores, qu'il en faut pour l'évacuation des matieres fecales qui en reftent.

9. Les défauts de la premiere digeftion, ne peuvent point fe corriger dans les fuivantes.

10. Les douleurs ou le foulagement ne font pas toûjours l'effet du dernier repas ou de la derniere medecine qu'on a prife.

11. Quoi que le fromage, les œufs, le lait, & les vegetaux, puiffent être de difficile digeftion pour certains eftomachs, fans boire de l'eau, cependant le chyle qui en vient ne produit aucun mauvais effet.

12. L'urine trouble avec un fediment de

couleur de brique, vient d'une évacuation
critique de ce qui étoit retenu outre nature
dans le corps.

13. L'eau pâle & douce vient de ce que
les fels urineux font retenus dans le corps.

14 Il y a une grande différence entre
l'urine pâle d'une perfonne hyſterique, &
celle qui vient d'un flux ou diabetes.

15. Cette membrane qui reſſemble à de
la graiſſe fur l'urine de certaines perſonnes,
n'eſt autre choſe qu'une pellicule compo-
ſée de fels.

16 L'urine de couleur d'ambre clair
avec un fediment léger qui tend vers le
haut, de la quantité des trois quarts de la
liqueur qu'on a bue, eſt une marque de
bonne digeſtion.

17. Une grande quantité d'urine pâle
vient d'un excès d'alimens, & d'un manque
d'exercice. La gueriſon s'en fait en mangeant moins, en prenant plus d'exercice, &
par quelques diaphorétiques pour rétablir la
tranſpiration.

18. L'eau extrémement teinte, trouble,
& en petite quantité, marque un grande
abondance de fels dans le corps, ou un uſage immoderé de liqueurs ſpiritueuſes : &
doit être guerie par des vegetaux, & de
l'eau, ou quelqu'autre liqueur déliée.

19. L'urine d'un brun obſcur, ou d'un
vilain rouge, eſt fort dangereuſe, tant dans
les maladies violentes, que dans celles qui

sembloient pour le préfent n'être pas de conféquence.

20. L'eau mêlée de fang & de pus , & pleine de membranes, est une marque de maladies nephretiques, de pierre & de gravelle.

21. Les matieres vifqueufes, comme de la gelée dans les felles, & les glaireufes de couleur de lait dans l'urine des perfonnes qui ont une débilité de nerfs, viennent de la corruption des liqueurs ou des mucofitez des glandes, des inteltins & de la veffie; ou des autres conduits de l'urine.

22. L'obltruction de la tranfpiration est une fource de maladies violentes, & une fuite des maladies chroniques.

23. Le rhume est une obftruction de la tranfpiration, par le moyen des particules nitreufes de l'air. On doit le guerir par de petits diaphoretiques, non pas par des balfamiques pectoraux, qui ne font bons qu'à la fin de la cure, pour faciliter l'expectoration des poumons ; encore n'eft-ce que lorfqu'elle eft neceffaire.

24. Les perfonnes qui ont les nerf foibles ont fouvent un flux critique ou rhume des glandes de la bouche & de la gorge, en grande abondance ; lequel n'étant pas arrêté ni troublé par trop de remedes, leur donne beaucoup de foulagement.

CHAPITRE VI.
Des Passions.

§. I.

Les Passions influent beaucoup sur la santé.

SUivant l'ordre que je me suis proposé, je dois traiter ici des Passions; elles ont plus d'influence sur la santé & sur les principes de la vie, que la plûpart des gens ne s'imaginent. Et afin de proposer mon plan avec toute la clarté possible, je poserai quelques propositions ou axiomes comme le fondement sur lequel il est établi.

Prop. 1. L'ame fait sa demeure éminemment dans le cerveau, où aboutissent interieurement tous les nerfs, comme seroit un instrument bien d'accord, qui auroit des clefs en dedans, que le Musicien pourroit toucher, & d'autres en dehors sur lesquelles d'autres personnes pourroient jouër aussi, & que d'autres corps pourroient remuer. Par les clefs interieures, j'entends ces moyens par lesquels les pensées de l'enteundement rejallissent sur le corps; & par les exterieures, ceux par lesquels les actions ou sensations du corps passent jusqu'à l'entendement. Ces deux sortes d'affections peuvent s'appeller Passions dans un sens general , comme agissant sur une des parties du composé.

Scholie. Comme l'homme est composé de deux Principes differens, de l'ame & du corps ; & qu'il y a deux sortes de differens objets exterieurs , la matiere & l'esprit , qui peuvent agir sur ces deux Principes differens ; les Passions dans ces deux sens divers peuvent se diviser en spirituelles & en animales.

Prop. II. L'union de ces deux Principes dans ce composé qui est l'homme, semble consister dans des loix établies dès le commencement par l'Auteur de la Nature, dans la communication qu'il y a entre les corps & les esprits ; comme il y a sans doute des loix établies dans leur commerce, & dans leurs actions les uns sur les autres. Car chacun sçait qu'il y a des loix établies par l'Auteur de la Nature , pour les actions des corps les uns sur les autres.

Scholie. Ces loix établies dans les actions des ames sur les corps , & dans celles des corps sur les ames , ne nous sont jamais connuës que par leurs effets; de même que les loix de la nature dans les actions des corps les uns sur les autres n'ont été découvertes au commencement que par l'experience, & ont été ensuite réduites & ren-

fermées dans des propofitions generales.
Une des loix dans les actions de l'ame fur
le corps, & du corps fur l'ame, femble
être que de tels & de tels mouvemens qui
fe font fur le corps il s'enfuive de telles
& de telles fenfations dans l'entendement;
& que fur de telles & de telles actions de
l'ame, certains mouvemens fe faffent dans
le corps. C'eft comme un fignal dont deux
Generaux qui font, l'un dans une citadelle
& l'autre dehors, font convenus pour fe
faire entendre ce qu'ils ont refolu auparavant ; ou comme la clef d'un chifre qui
explique une écriture, qui d'ailleurs feroit
inintelligible.

Prop. III. Comme le corps font pure-
ment paffifs. & que d'autres corps agiffent
fur eux conformément aux loix établies par
la nature : il y a au contraire dans les êtres
fpirituels un principe actif qui fe meut & fe
détermine lui-même, par lequel ils fe diri-
gent & fe conduifent, non-feulement par
rapport à eux mêmes & à leurs propres fen-
timens, mais auffi par rapport à leurs
actions & à leurs influences fur les autres
êtres, & aux actions & influences que ceux-
ci ont fur eux. Et c'eft ici le fondement de
la liberté ou du libre-arbitre dans les êtres
raifonnables & intellectuels.

Scholie. Il eft auffi certain que cette faculté ou ce principe exifte réellement, &
eft effentiel aux efprits, qu'il eft certain

qu'il y a un mouvement dans l'univers, ou que les corps & les efprits font effentielle-ment differens les uns des autres. Car il n'y a pas plus de doute, que le mouve-ment n'eft pas effentiel aux corps, qu'il y en a qu'ils foient impenetrables ; & que la quantité du mouvement dans l'univers, peut être augmentée, & l'eft en effet tous les jours : c'eft une verité auffi bien dé-montrée, qu'aucune propofition d'Eucli-de. Or, fi le mouvement s'augmente ou fe peut augmenter, cela vient fouvent des êtres fpirituels. Quiconque nie ceci, igno-re les principes de la veritable Philofophie, & les premiers élemens du fyftême des êtres materiels & fpirituels.

Prop. IV. Comme dans les corps il y a un principe de gravité ou d'attraction, par lequel, dans le vuide, ils tendent l'un vers l'autre, & voudroient s'unir, conformé-ment à certaines loix établies par l'Auteur de la Nature ; de même il y a un principe analogique dans les efprits, par lequel ils voudroient auffi certainement être attirez, tendre, & s'unir les uns aux autres, & à leur premier Auteur ou centre, comme les planetes voudroient s'unir les unes aux autres & fe joindre au Soleil.

Scholie. Cette propofition eft auffi certai-ne que les regles de l'Analogie, qui font, à mon avis, le fondement de toute la con-noiffance que nous pouvons avoir de la na-

ture ; puisque nous ne pouvons voir que
quelques portions de l'enchaînement total,
ou que quelques parties séparées du grand
syftême de l'univers. L'Auteur de la Nature, qui a crée des êtres intelligens, feulement pour les rendre heureux, ne pouvoit pas les abandonner à tant de différen-
tes attractions, fans doüer leur effence &
fubftance d'une efpece de contre-poids à
une telle varieté de diftractions : c'eft-à-dire, d'une inclination, d'une pente vers les
êtres de même nature, & vers lui-même,
qui eft la caufe & l'objet de leur felicité.
Et même dans l'état de la nature tombée,
il refte encore des veftiges de ce principe
qui ne font point du tout effacez ; tels font
les remords de confcience, l'affection naturelle, le defirs univerfel de l'immortalité,
& la crainte de l'anéantiffement, ce que
le monde appelle le fiege de l'honneur & de
la renommée ; tout ce que le refpect & la
reconnoiffance rendoient aux Heros pure-
ment romanefques ; & le culte que toutes
les Nations qui ne font pas tombées dans
la derniere brutalité ont rendu aux Puiffan-
ces fuperieures & invifibles ; ce font autant
de reftes de ce principe, & de fon effet,
fuffifans pour faire voir fa réalité *à pofteriori*
(pour parler en Philofophe) comme les
loix de l'Analogie & de la nature, de même que les attributs du premier Etre le dé-
montrent *à priori*, ou par les caufes.

Coroll. 1. Cela nous peut conduire à concevoir que nôtre plus grand bonheur est de nous reünir à Dieu nôtre principe & nôtre centre, par le secours de la grace : comme le souverain malheur est de nous en separer en nous attachant aux creatures.

Coroll. 2. Par la scholie de la premiere proposition, la division la plus generale des passions étoit en spirituelles & animales. Dans le premier sens, la passion peut être définie ainsi ; ce sont les sentimens produits sur l'ame par les objets exterieurs, soit spirituels d'une maniere immediate, soit materiels par le moyen des organes du corps : dans le second sens, la passion peut se définir, l'effet qui est produit par les esprits ou par les corps immédiatement sur le corps. Et parce que les objets exterieurs peuvent être envisagez comme des biens ou comme des maux ; la division la plus naturelle des passions, soit spirituelles ou animales , par rapport à ces objets, est de dire qu'elles sont ou agréables, ou douloureuses ; ce qui en comprend toute l'étenduë. En ce sens toutes les passions peuvent se réduire à l'amour & à la haine, dont la joie & la tristesse, la crainte & l'esperance, &c. ne sont que des modifications ou constitutions differentes, comme on peut les appeller. Je ne veux pas entrer dans un détail plus particulier ; mon dessein n'étant pas de faire un Traité exact

des

des paffions , mais feulement de pofer un
fondement pour certaines obfervations generales que je ferai autant que cela regarde la fanté & la longue vie , & autant
qu'elles ont d'influence fur ces deux chofes.

§. 2.

*Les paffions par rapport aux effets qu'elles
produifent fur le corps , doivent fe divifer
en paffions aigues & paffions chroniques, de
même que les maladies dont elles font la
caufe.*

Par rapport aux inftrumens organiques
du corps, & aux effets qui fe font fur eux,
ou aux defordres ou dérangement qui leur
arrivent; les paffions peuvent être divifées
en aiguës & en chroniques, de la même
maniere, & pour la même raifon, que
les maladies le font.

Les paffions violentes, foit agréables ou
douloureufes, ont à peu près le même effet , & fe font fentir de la même maniere
que les maladies aiguës. Elles caufent une
circulation vive & vigoureufe des fluides ,
& refferrent les folides pendant quelque peu
de tems. Ainfi les tranfports foudains de
joïe & de chagrin ; de plaifir ou de peine ,
picotent les fibres nerveufes & les tuniques
des tuyaux de l'animal , & par ce moyen

donnent en même tems une vitesse & un mouvement plus vigoureux aux fluides qui y sont enfermez : & les fonctions du cœur, & des poumons étant involontaires elles produisent leurs effets les plus immediats sur eux. Ainsi tant la joïe soudaine que le chagrin subit, produisent en nous une respiration courte & vive, & rendent nôtre pouls bas, & vite. Retenir nôtre haleine quelque tems (car nôtre respiration est volontaire jusque-là) pour reflechir plus profondément sur l'objet qui tourmente, force enfin une respiration forte, qui devient un soupir. Ainsi une idée soudaine de douleur, fait circuler le sang plus vite, & comme par ce moyen, elle en jette une plus grande quantité en haut, à travers la branche proportionnellement plus large de l'aorte, elle le fait paroître dans les vaisseaux superficiels du visage, du cou, & de la gorge ; qui étant très-forte & continuée long-tems, se disperse sur toute la surface du corps. De là vient la rougeur que l'on remarque sur le dos de la main d'une personne : & les raisons pour lesquelles nous soupirons pour quelques sujets, & rougissons pour quelques autres, dépendent de la differente structure des organes du pouls & de la respiration. Une peine d'esprit qui surprend soudainement agit sur le cœur : parce que le mouvement du cœur est tout à fait involontaire : de sorte qu'un soudain

ferrement le faifit d'abord, & augmente le
pouls. Au lieu que nous avons quelque
pouvoir fur la refpiration ; nous pouvons
l'arrêter ou la fufpendre un peu de tems ;
& quand nous reflechiffons profondément,
nôtre attention nous fait en partie retenir
nôtre haleine. Il s'enfuit de là que nous
foupirons plûtôt que nous ne rougiffons :
car la peine étant lente , elle anime les
pouls plus fucceffivement & par degrez ;
mais fi elle continuë long-tems , les deux
actions des deux organes font refpectivement produites ; & il arrive de là , que
dans une inquiétude , un chagrin , & dans
une chofe ardemment fouhaitée, on trouve le pouls bas , & vite , & la refpiration
frequente & difficile , comme l'experience
le fait voir. Les mêmes principes rendront
raifon des effets de la crainte & de la cole-
re , qui nous font changer de couleur , &
paroître rouges ou pâles, felon que le fang
eft acceleré ou retardé dans fon cours. Les
foudains tranfports de ces paffions étant
confiderées de cette maniere , quand elles
deviennent extrêmes, elles pouffent le fang
avec un tel defordre , que la nature en eft
renverfée, comme un moulin l'eft par une
inondation : de forte que ce qui lui donnoit feulement un mouvement circulaire &
fi rapide auparavant, l'arrête entierement à
prefent , & rend le vifage pâle & livide.....
De grandes craintes , ou des chagrins fou-

dains, agitent si violemment le système des nerfs, qu'ils changent quelquefois la situation des parties, & leur en donnent une nouvelle. Ainsi les cheveux se dressent dans une crainte ; & tout le système des nerfs devient si roide, qu'ils perdent leur elasticité ; par ce moyen les fonctions animales sont arrêtées tout d'un coup, & il s'ensuit un évanouissement, & quelquefois la mort.

§. 3.

Effets des passions chroniques.

Les passions chroniques, aussi-bien que les maladies chroniques usent ; dissipent, & détruisent par degrès le système des nerfs. Ces nerfs, qui sont necessaires pour reflechir, mediter, & fixer un si grand arrangement d'idées dans l'imagination, étant continuellement employés, s'usent, s'alterent, & s'affoiblissent. Le reste, par un défaut d'emploi, devient roide & sans action, sans vie, & destitué d'un flux suffisant de sang chaud, & de la nourriture convenable. Ainsi tout le système languit & tombe en decadence. De cette maniere, un chagrin lent & de longue durée, une noire melancolie, une esperance frustrée, l'amour naturel, & un entêtement de son propre merite (qui est un degré furieux de

l'amour propre) alterent le temperament,
en faisant negliger les tems propres de l'aliment necessaire & d'un exercice convenable; & par ce moyen, privent les fonctions
animales des secours qu'elles avoient coûtume d'avoir, fatiguent quelque partie du
systême des nerfs, & laissant l'autre dans
l'inaction, elle devient roide par le manque d'exercice. Quelques-unes de ces paffions, comme l'amour, le chagrin, &
l'orgueil, quand elles font excessives, &
que l'on s'y abandonne long-tems, se terminent même en folie. La raison est, comme je l'ai déja dit, qu'une habitude longue
& constante de fixer son imagination fur
un objet, engendre dans les nerfs une dif-
position prochaine à reproduire la même
image; jusqu'à ce que la pensée en devien-
ne spontanée & naturelle, comme est la
respiration, & le mouvement du cœur,
que la machine produit fans le confente-
ment de la volonté : & il s'enfuit aussi dans
les autres parties, une impuissance, où le
(Tetanus) une immobilité, comme il arrive aux Faquirs des Indes, qui fixent une
de leurs mains ou toutes les deux, en les
élevant & les tenant long-tems droites, de
forte qu'ils ne peuvent plus les plier ni les
abaisser. Il y a une espece de melancolie,
qui arrive quelquefois aux personnes de
pieté, que quelques-uns ont appellée reli-
gieufe, parce qu'elle peut être l'effet d'une

grande application aux matieres de Religion : ce n'eft qu'une pure maladie de corps, produite par une complexion derangée, dans laquelle le fyftême des nerfs eft ufé & dereglé, & les fucs font devenus vifqueux & gluans.

§. 4.

Les perfonnes délicates & valetudinaires doivent foigneufement éviter tout excès de paffion ; & pourquoi.

Puifque l'efprit refide, comme il a été dit, dans le Siege commun des fens, femblable à un habile Muficien, dont l'inftrument eft bien accordé ; fi l'organe eft fain, duëment temperé, & exactement monté, qu'il réponde, & qu'il s'accorde bien aux actions du Muficien, la Mufique fera diftincte, agréable, & harmonieufe. Mais fi l'organe eft gâté & en defordre, qu'il ne foit ni exactement accordé, ni ajufté comme il faut, il ne répondra pas à l'intention du Muficien, ne donnera aucun fon diftinct, & ne fera aucune veritable harmonie. C'eft pourquoi les perfonnes valetudinaires, & ceux qui menent une vie fedentaire, ou qui s'abandonnent à la contemplation, doivent éviter les excès des paffions, comme ils éviteroient les excès des viandes de haut goût, ou des liqueurs fpiritueufes,

s'ils ont quelques égards pour leur santé,
& qu'ils veuillent conferver leurs facultez
intellectuelles, & les organes de leurs corps
en bon état. Comme les paffions lorfquel-
les font lentes & continuelles, relâchent,
détendent, & diffoudent les fibres nerveufes ; de même les paffions violentes, &
foudaines, les élargiffent & les bandent. Par
ce moyen, le fang & les fucs font précipi-
tez circulairement par une violente impe-
tuofité ; & toutes les fecretions, ou font
arrêtées par les conftrictions, les crampes,
& les convulfions qu'elles produifent, ou
font précipitées, & laiffent les humeurs
cruës & indigeftes, & ainfi produifent, ou
au moins difpofent aux inflammations, aux
fiévres, ou aux mortifications. La haine,
par exemple, l'emportement, & l'animofi-
té ne font que des degrés de frenefie & une
frenefie eft une efpece de fievre chaude. De
toutes ces chofes, il eft clair que les paffions foudaines & violentes, font plus per-
nicieufes à la fanté, que les paffions lentes
& continuelles ; comme les maladies aigües font plus deftructives que les chroniques.

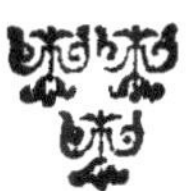

§. 5.

Effets differens des passions sur les differens temperamens.

Cependant pour faire voir plus amplement l'influence des passions sur l'œconomie animale, considerons les differens temperamens des hommes. Ceux dont les fibres sont très-fermes & très-élastiques, ont les sensations plus subtiles ; un mouvement plus foible, produisant une sensation plus forte en eux. Ceux-ci ont generalement la faculté animale de l'imagination excellente ; Comme l'exprime le Poëte, *Genus irritable vatum.* Les Poëtes s'irritent aisement. C'est pour cette raison que les hommes qui ont l'imagination vive, sont ordinairement addonnez aux plaisirs sensuels ; parce que les objets des sens, font sur eux une impression plus delicate, & une sensation plus vive, que sur d'autres. Mais s'il leur arrive de vivre long-tems (ce qui est presque impossible) ils payent chérement, sur le declin de l'âge, les plus grands plaisirs du corps, dont ils ont joui dans leurs jeunes années. Ceux dont les fibres sont roides & engourdies, ont les sensations moins vives, parce qu'il faut un grand degré de force, pour surmonter une grande resistance. Ceux qui excellent le plus dans les travaux de l'esprit, ou des facultez intellectuelles, retiennent les impreffions plus long tems, & les pouffent plus loin ; ils font plus fufceptibles des paffions lentes & durables, qui les confument fecretement comme font les maladies chroniques. Et enfin ceux dont les organes de la fenfation ne font point (fi je puis ainfi parler) élaftiques, ou font entierement calleux & roides par le défaut d'exercice, ou en quelque maniere bouchez, ou qui font naturellement mal formez : comme ils n'ont prefque point de paffions de tout, ni aucunes vives fenfations, & qu'ils font incapables d'impreffions durables ; ils jouïffent d'une fanté plus conftante, & font fujets à moins de maladies : tels font les Idiots, les Payfans ; & les Artifans, & tous ceux que nous appellons gens indolens.

§. 6.

Que les maladies ou foibleffes des nerfs qui fervent aux operations de l'ame peuvent quelquefois être gueries par les Medecins.

Nous avons fait voir auparavant, que les membres foibles, & tous les organes du corps, peuvent fe fortifier & fe rétablir par un exercice convenable. Et l'on ne doit aucunement douter, que les organes de la fenfation, & ceux dont l'efprit fe fert dans

ses operations intellectuelles, ne puissent
être semblablement ameliorez, fortifiez,
& perfectionnez, par un usage continuel,
& une application convenable. Et si par les
excès, par une conformation originairement mauvaise, ou par quelque accident,
ces organes viennent à être gâtez, ou qu'ils
soient affoiblis dans leurs fonctions, par le
mauvais état des sucs ; alors les Medecins
& les Chirurgiens pourront exercer leurs
sciences. Mais si les passions sont violentes, tumultueuses, & continuellement en-
flammées, il n'y a que celui, *qui tient les
cœurs des hommes en sa main, & les forme
comme un Potier fait l'argille, qui appaise
la tourmente des Mers, & calme les tempê-
tes de l'air,* qui puisse calmer & tranquili-
ser ces Ouragans tumultueux qui oppriment
l'esprit, & l'œconomie animale. Et puisque l'ame & le corps agissent mutuellement
l'un sur l'autre, & que le Tabernacle d'argille est la plus foible partie du composé, il
faut, sans un pareil miracle, qu'il soit à
la fin vaincu & renversé.

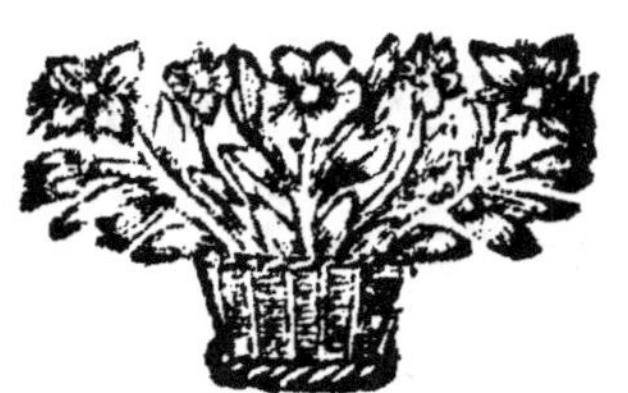

§. 7.

Dans les autres cas, & lorsque les passions font trop violentes, il n'y a de rémede que dans la vertu, l'exercice de l'amour de Dieu, & les vûës de la Religion.

Dans ce déplorable cas, je ne fçai point d'autre remede pour détruire les paffions, que l'exercice de l'amour de Dieu, & des autres vertus Chrétiennes. Car puifque nous fommes libres, il eft toûjours en nôtre pouvoir de reprimer nos paffions, & de ne nous en point laiffer maitrifer. Pour cela il faut éviter les objets qui les irritent, ou qui les caufent : il faut dès le commencement en détourner avec foin nôtre imagination ; porter ailleurs nos penfées, & fur tout les attacher fur Dieu : il faut fe rappeller continuellement les vûës de la Religion, s'en remplir, s'en nourrir l'efprit, & par les motifs furnaturels que la foi nous fournit, concevoir l'injuftice des mouvemens qui nous agitent, la petiteffe & le néant des biens ou des avantages temporels pour lefquels nous nous tourmentons, biens indignes d'une ame immortelle, & créée pour Dieu feul, & dignes du plus fouverain mépris : la folide grandeur des biens éternels qui nous font promis, fi nous domptons nos convoitifes par ces motifs,

& principalement par celui de l'amour de Dieu sur toutes choses, la justice & l'obligation de cet amour, le bonheur infini qu'il nous merite pour la vie future, la paix qu'il nous procure dès celle-ci même. Il n'est point de passion qui tienne dans le cœur d'un homme raisonnable & sensé, contre des considerations si solides & puissantes.

§. 8.

L'efficacité de ce rémede.

Quelque étranges au reste que ces avis puissent paroître, dans un Essai de Medecine sur la santé, & la longue vie; cependant, si on en étoit bien persuadé, & qu'on réduisît en pratique leurs consequences naturelles, elles deviendroient non-seulement les moyens les plus efficaces pour prévenir les maladies, mais aussi, de toutes les choses du monde les plus utiles pour conserver la santé, & prolonger la vie. Car, premierement, si nôtre amour étoit proportionné à l'Ordre & à l'Analogie des choses; si nous aimions le bien infini plus que tout autre, & que nous n'aimassions les autres que d'un amour reglé & subordonné; nous n'aurions qu'une seule vûë dans toutes nos pensées, nos paroles, & nos actions, à sçavoir de nous avancer & de nous élever à cet amour suprême autant que nous en fommes capables avec le fecours de fa grace. Par ce moyen nous diſſiperions tout d'un coup, les inquiétudes, & les foucis cuifans que nous avons pour d'autres chofes, & qui font la fource de toutes nos miferes & de plufieurs maladies du corps. Secondement, puifque l'amour engendre toûjours une reſſemblance de manieres ; puifque l'objet de cet amour eſt infiniment parfait ; fi nous l'aimions dans le fuprême degré, nous ferions, avec fa grace, des efforts infinis. pour lui reſſembler : de cette maniere, la haine & l'animofié, la débauche, la pareſſe, & toutes les autres femences des maladies du corps, feroient tout-à-fait détruites. Troifiémement, puifque l'amour fpirituel eſt non-feulement le plus noble, mais auſſi l'affection la plus réjouïſſante & la plus agréable de l'efprit ; puifque l'objet de nôtre amour fuprême (ainfi que s'exprime David) a *une pleintude de joie en fa prefence, & des plaifirs éternels à fa main droite ;* & puifque nôtre joïe & nôtre felicité s'éleveront toûjours à proportion de nôtre amour ; fi nous placions nôtre amour fuprême, dans le bien fuprême, nous nous rendrions infiniment contens, tranquilles, calmes, & fatisfaits ; & il n'y a, certainement perfonne qui puiſſe s'imaginer un moyen plus efficace, pour conferver la fanté & prolonger la vie.

Règles pour conserver la santé & prolonger la vie, tirées du Chapitre des Passions.

1. Les Passions ont une plus grande influence sur la santé, que la plûpart des gens ne s'imaginent.

2. Toutes les passions violentes & soudaines, disposent, ou jettent actuellement les hommes dans des maladies aiguës ; & quelquefois les plus violentes causent une mort soudaine.

3. Les passions lentes & de longue durée, produisent des maladies chroniques, comme nous le voyons dans le chagrin, & dans l'amour languissant, & frustré de ses espérances.

4. C'est pourquoi les passions soudaines & violentes sont plus dangereuses, que les lentes ou les chroniques.

5. Les hommes prompts & qui ont l'imagination vive, sont plus sujets aux passions soudaines & violentes, & à leurs effets.

6. Les personnes pensives, & celles qui ont un bon jugement, souffrent plus des passions lentes, & de celles qui consument secretement.

7. Les indolens & ceux qui ne pensent à rien souffrent moins des passions ; les stupides & les idiots n'en souffrent presque point du tout.

8. Les maladies caufées par les paffions, peuvent être gueries par la medecine, auffi-bien que celles qui procedent des autres caufes, quand une fois les paffions ceffent d'elles-mêmes, ou font tranquilles. Mais de prévenir ou de calmer les paffions mêmes, ce n'eft pas l'affaire de la medecine, mais celle de la vertu & de la Religion.

9. L'amour de Dieu étant le fouverain remede de toutes les miferes, prévient en particulier & efficacement tous les défordres que les paffions introduifent dans le corps, en tenant les paffions mêmes dans les bornes neceffaires ; & par la joïe inexprimable, le contentement & la tranquilité parfaite qu'il donne à l'efprit, devient de tous les moyens le plus efficace, pour conferver la fanté & prolonger la vie.

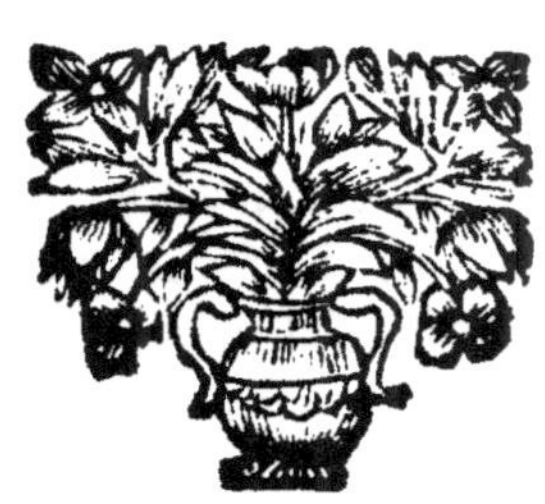

CHAPITRE VII.

Qui contient diverses Remarques qui n'ont pu se rapporter naturellement sous les Chapitres précedens.

§. I.

De la difference qu'il y a entre les maladies aiguës & les maladies chroniques.

AYant souvent fait mention des maladies chroniques & des maladies aiguës, il ne sera pas mal à propos, de donner ici aux Lecteurs une notion de leur nature & de leur difference, aussi claire qu'il me sera possible. On doit donc entendre par maladies aiguës, celles qui prennent fin dans un période de tems limité, ou par une crise parfaite, le rétablissement qui s'ensuit, ou en faisant finir la maladie avec la vie tout à la fois ; ainsi ces maladies sont appellées aiguës, parce que leurs simptomes sont plus violens, leur durée plus courte, & leur fin plus prompte, soit par une mort qui ne tarde point, ou par la victoire qu'on remporte fur le mal. Elles font ordinairement limitées à quarante jours. Et celles qui les paffent, fe changent en maladies chroniques ; les périodes de celles-ci font plus lents, leurs fimptomes moins violens, & leur durée plus longue. Elles cefferoient auffi, & auroient enfin par le cours de la nature & de l'œconomie animale, leur période borné, fi on ne leur fournifloit point d'aliment nouveau. On réduiroit à quelque degré tolerable, la vifcofité des fucs & la foibleffe des fibres, par des remedes propres & par un bon regime ; & la perfonne fe rétabliroit dans ces cas chroniques, auffi bien que dans les maladies aiguës. Mais ceci demandant un long-tems, beaucoup de foin, une grande précaution, une patience infatigable, de la perfeverance, & un fi long cours d'abnegation de foi-même, qu'il y a peu de perfonnes qui veulent s'y foumettre : on reproche à la medecine & aux Medecins, que les maladies aiguës fe guerilfent d'elles-mêmes, ou plûtôt que la nature les guerit, & que les chroniques ne le font jamais. Mais les deux parties de cette reflexion font également fauffes. Dans le premier cas, l'art & le foin judicieufement appliquez, foulageront toûjours les fimptomes & la douleur, aideront la nature en lui donnant le fecours qu'elle demande, & hâteront la crife, qu'elle feront venir reglé-

M

ment, fi la maladie n'eſt pas trop forte pour
le tempérament. Et même alors la douleur
fe fera moins fentir, & deviendra plus fup-
portable au malade. Mais dans le dernier
cas, fi on a foin de fuivre à tems l'avis d'un
Medecin plein d'honneur & d'experience,
on pourra certainement mettre fin à la plûpart des maladies chroniques, pourvu que
les grands vifceres ne foient ni gâtés ni dé-
truits. La faute eſt dans le malade même,
qui ne veut, ou ne peut pas fe refufer certaines fatisfactions pendant un tems fuffi-
fant pour faire réüffir la cure. A la verité il
y a queiques maladies chroniques d'üne efpece à ne pouvoir jamais être gueries entierement, ou parce qu'elles font trop invete-
rées, ou parce qu'elles font hereditaires, &
mêlées avec les principes de la vie même.
Alors, c'eſt une grande prudence aux malades de connoître jufqu'où peut aller leur
temperament, & fe contenter de la mefure
de fanté que leur conſtitution peut permettre. Mais je fuis moralement certain, que
fi on obferve ponctuellement & avec foin
les règles & les précautions que j'ai données dans ce Traité, il y aura peu de maladies chroniques, qui n'en reçoivent des fou-
lagemens affez grands pour rendre la vie to-
lerablement aifée, & libre de peines douloureufes; & c'eſt tout ce qui eſt du reffort
de l'Art. Mais dans les autres maladies
chroniques dont on entreprendra la cure

dans un tems propre où les viſceres ne ſont pas entierement gâtez, on en peut infailliblement voir la fin, & les guerir parfaitement. La marque la plus certaine pour diſtinguer une maladie aiguë, eſt, quand on a le pouls vite ; & celle d'une maladie chronique, eſt quand on a le pouls lent. La premiere épuiſera les fluides, & uſera les ſolides en peu de tems ; au lieu que la derniere demandera un tems plus long pour produire le même effet. Quelques maladies chroniques, particulierement vers le terme fatal de leur période, deviennent aiguës. Et quelques aiguës ſe changent en chroniques. Mais non-ſeulement cette marque les fera diſtinguer, mais elle fera connoître auſſi, quand les maladies aiguës ont des intermiſſions & des relâchemens chroniques, & quand les chroniques ont des accès aigus, ou des paroxyſmes.

§. 2.

Pourquoi pluſieurs perſonnes ſont priſes de maladies chroniques vers la 35. ou trente-ſixiéme année de leur vie : & pourquoi quelques uns le ſont plus-tôt.

Quelques perſonnes, qui jouïſſent d'une ſanté vigoureuſe pendant leur jeuneſſe, vers le meridien de la vie, ou bien-tôt après, c'eſt-à-dire, vers la trente-cinquiéme, ou

la trente-fixiéme année, tombent dans des
maladies chroniques, qui les enlevent en
peu d'années, ou les rendent miferables
tout le refte de leurs jours. Ainfi les confomptions font mortelles à quelques-uns
vers ce tems-là. Ainfi la pierre & la gravelle, la goute & le rhumatifme, le fcorbut
& l'hydropifie, les écrouelles & les maladies de l'épiderme, ou paroiffent premiére-
ment, ou fe montrent dans leur véritable
figure environ ce tems de la vie. La raifon
eft, que, pendant que les fucs font doux,
fuffifamment déliez & fluides, mais particulierement pendant que les organes folides,
les membranes & les fibres, ne font encore que fe développer, s'étendre & tirer à
leurs pleines dimenfions ; une acrimonie,
ou une humeur corrofive, ne peut les affe-
&ter d'une autre maniere que par la vibration, & la vibration n'a d'autre effet que de
les faire étendre de plus en plus. Car comme la douleur, auffi-bien que les fels poin-
tus, en picotant & en irritant les fibres tendres, les font feulement refferrer ; & de
cette maniere les font tirer aux deux extremitez, & que par ce moyen elles fe dévelo-
pent, & s'étendent elles-mêmes davantage ;
ainfi pendant que les plis originels, & les
complications des folides ne font pas encore entierement développez, cette irritation
ne fert qu'à les étendre, & ne leur fait point
de mal, jufqu'à ce qu'ils foient parvenus à

leur étenduë totale , qui arrive ordinairement vers l'âge de vingt-cinq ans. Après
cela les humeurs âcres prennent un tems
propre pour s'élever à leur plus grande acrimonie , pour corrompre & putrefier les
fucs ; elles en prennent auffi pour ufer, boucher, & rompre les grands organes, & leurs
plus petits vaiffeaux capillaires. Le précis de
tout ceci eft que , l'irritation met fin aux
grandes attaques de ces maladies dans le
tems fufdit de la vie. Ceux qui font originairement atteints de ces maladies plus pro-
fondement & plus radicalement, & dont le
temperament naturel eft plus foible, fouffrent plûtôt de ces attaques. Et ceux qui n'en
font atteints que legerement , & dont la
complexion eft plus forte , tiennent plus
long-tems. Mais la plûpart fouffrent premierement beaucoup , vers le milieu de la
vie. De là , on remarque ordinairement ,
que ceux qui meurent d'une confomption
naturelle, commencent à la fentir premierement avant l'âge de trente-fix ans

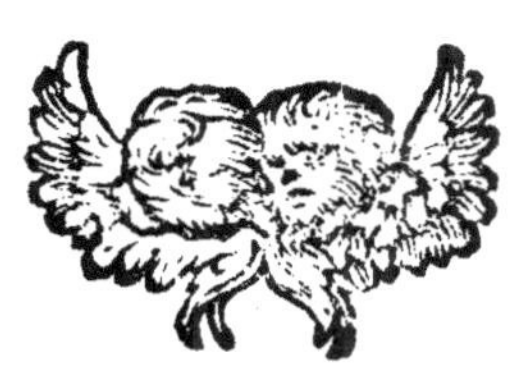

§. 2.

Le plus grand nombre des maladies chroni-
ques dangereuses procede du scorbut, ou sont
compliquées avec le scorbut.

Il n'y a point de maladie chronique,
quelle qu'elle puisse être, plus universelle,
plus opiniâtre, & plus funeste dans la Grande Bretagne, que le Scorbut, pris dans son
étenduë generale. A peine y a-t-il quelque
maladie chronique, qui ne doive son origine à une cacochymie scorbutique; où elle
lui est tellement jointe, qu'elle fournit ses
simptomes les plus cruels & les plus opi-
niâtres. Nous lui devons toutes les hy-
dropisies qui arrivent après le meridien de
la vie, tous les flux d'urine, les asth-
mes, les consomptions de differentes fortes, plusieurs especes de coliques & de
diairhées, quelques sortes de goutes & de
rhûmatismes, toutes les paralysies, les
differentes especes d'ulceres, & peut-être
le cancer même, & la plûpart des maladies de la peau, les temperamens foibles,
& les mauvaises digestions, les vapeurs, la
mélancolie, & presque toutes les maladies
des nerfs quelles qu'elles puissent être. Et
les malades peuvent dire mieux que nous,
quelle source abondante de misere c'est que
ces dernieres maladies. A peine y a-t-il une

maladie chronique, qui n'ait quelque degré de ce mal qui l'accompagne fidélement.
La raison pour laquelle le Scorbut eſt une
maladie ſi (endemique) particuliere à ce
pays-ci, & ſi feconde en miſeres, c'eſt,
qu'il eſt produit par des cauſes très-particu-
lieres à cette iſle; ſçavoir, par l'uſage trop
grand de l'aliment animal, & des liqueurs
fortes qui fermentent, par les études con-
templatives, & par des emplois trop ſeden-
taires, & enſuite par le manque d'exercice
& d'un travail convenable, il faut y joindre
l'humidité nitreuſe d'une iſle, d'où ſuit l'in-
conſtance & la malignité des ſaiſons. J'ai
eu pluſieurs occaſions de faire voir, comment de pareilles cauſes doivent neceſſairement & naturellement produire de tels effets. Je toucherai ſeulement ici ce ſujet legerement, pour montrer la connexion qu'il
a avec la matiere que je traite. Il faut que
l'uſage continuel & exceſſif des alimens
animaux & des liqueurs fortes, chargent
les fluides de leurs ſels. Par le manque
d'exercice ils s'uniſſent en pelotons, & augmentent leur volume dans les petits vaiſſeaux. Delà ſe forment leur plus gros volume, & leur plus grande acrimonie, qui
doivent augmenter la viſcoſité des fluides,
en rompant les globules du ſang, & coagulant ainſi ſa maſſe, il faut à la fin qu'ils
bouchent les plus fins conduits, & toutes
les plus petites glandes : Par ce moyen

M 4

l'harmonie de toutes les fibres elastiques
doit être interrompuë , & leurs vibrations
arrêtées à chaque glande & à chaque vaiffeau capillaire bouchez , & tout cela produit un défordre univerfel dans toute l'œ-
conomie animale. Ce défordre agira, & fe
fera fentir dans les fimptomes particuliers ,
felon la conformation particuliere des parties , felon la foiblefle ou la force des organes , felon le mauvais ménagement , &
l'état précis de l'air , où la perfonne demeure. Et le détail de ces caufes generales
appliqué aux perfonnes particulieres , doit
caufer refpectivement les maladies dont on
a fait mention. En un mot, le fcorbut eft
ici en Angleterre une efpece de maladie univerfelle, qui provient des caufes generales
& continuelles des coûtumes du peuple ,
& de la nature du climat, qui rend les parties féreufes du fang trop épaifles & trop
gluantes , rompt & divife l'union des parties globuleufes, bouche les petits vaiffeaux,
& détruit l'elafticité des fibres. De forte
que la plûpart des maladies chroniques, ne
peuvent être autre chofe, que des branches
& des rejettons de cette racine , qui femblable à la boëte de Pandore , eft fi fertile
dans la varieté des maux qu'elle caufe. Et
fa caufe venant du climat & des coûtumes
du peuple, c'eft la raifon pour laquelle les
maladies chroniques font plus frequentes en
Angleterre que dans les climats plus chauds,

(qui , par une tranſpiration plus libre , &
par une nourriture plus legere , non-ſeulement préviennent ces maladies dans les perſonnes qui y demeurent , mais gueriſſent
generalement ceux de nôtre iſle qui en ſont
affligez , s'ils ſe tranſportent dans ces regions, quelque tems avant que la nature ſoit
entierement uſée.) Car quoi que les habitans de la Grande Bretagne vivent la plûpart auſſi long-tems , & même plus long-
tems, que ceux des climats plus chauds ;
cependant à peine y en a-t-il un particulierement parmi les gens aiſez , qui ne de-
vienne maladif , & ne ſouffre de quelque
maladie chronique , ou de quelqu'autre ,
avant que d'arriver à la vieilleſſe. On doit
attribuer à la même cauſe les frequens ho-
micides de ſoi-même , qui ſe commettent
particulierement ici en Angleterre , plus
que dans autre païs du monde. Car il y a
peu de gens qui ayent aſſez de reſignation,
pour ſouffrir patiemment les longues douleurs d'une maladie chronique, ou ce qu'il
y a encore de plus inſupportable , l'acca-
blement d'eſprit , que produit le découra-
gement , quoi que j'aye generalement obſervé , & que j'aye de bonnes raiſons pour
conclure univerſellement que tous ceux qui
ſe donnent la mort à eux-mêmes ſont hors
de leur ſens , & que leurs facultés intellectuelles ſont dérangées. Malgré l'étenduë
& la generalité de cette maladie , qui fait

qu'à peine y a-t-il un feul homme au-deffus
du peuple, qui en foit entierement exempt ;
je ne l'ai cependant jamais vûe une feule
fois en ma vie, entierement déracinée dans
ceux qui l'avoient à un degré à en pouvoir
être tout à fait libres le refte de leur vie ;
mais elle reparoiffoit encore, & fe produi-
foit de nouveau dans quelque fimptome,
ou dans quelqu'autre, & caufoit à la fin
cette grande maladie, qui terminoit toutes
leurs fouffrances. Une bonne raifon de cela eft, qu'elle demande un regime de vivre
fi entierement oppofé aux habitudes naturelles, & à l'inclination univerfelle des habitans de cette ifle, qu'il leur devient une efpece d'abnegation perpetuelle ; dont une
bonne partie des Anglois ne font pas grands
amateurs. Une autre raifon eft, que les
honnêtes gens traitent leurs Medecins,
comme ils traitent leurs blanchiffeufes ; ils
leur envoient leur linge pour être blanchi,
feulement afin de le falir de nouveau. Il
n'y a rien autre chofe, qui puiffe tenir en
bride cette hydre, qu'un ufage très-mode-
ré d'aliment animal, & de n'ufer que des
efpeces qui abondent le moins en fels urineux, comme font très-certainement les
jeûnes, & ceux qui font d'une couleur plus
claire ; de faire un ufage encore plus moderé de liqueurs fpiritueufes, un travail,
ou un exercice convenable, & un grand
foin de fe mettre à l'abri de l'inconftance &

de la malignité des faisons. Et rien ne peut
la détruire entierement, qu'une totale abftinence des alimens animaux, & des liqueurs fortes & fermentées. Il faut auffi
commencer cela de bonne heure, avant
ou bien-tôt après le meridien de la vie ; ou
autrement il reftera trop peu d'huile dans la
lampe, les efprits diminueront fi fort,
qu'on ne pourra plus les recouvrer ; & la
partie reftante de la vie, fera trop courte
pour un changement auffi total qu'il le faut
faire. De forte que ceux qui fouffrent beaucoup de cette maladie Britannique, doivent s'abftenir des chofes nuifibles, & faire
un bon ufage des autres : ils ne doivent
pas s'attendre à un plus grand degré de fanté, que le tems de leur vie, la nature de
leur maladie, & l'état de leur temperament
le permettront. Cependant une grande mo-
deration dans les alimens animaux & dans
les liqueurs fpiritueufes & fermentées, un
exercice convenable, & le foin de fe munir contre les injures du tems, rendront la
vie tolerable ; particulierement fi on entre-
mêle quelque petite purgation domeftique.
Les femences & les jeunes rejettons des
végétaux n'ont prefque point de fel groffier,
fixe, ou effentiel. Ceci eft évident, non-
feulement par les raifons que l'on a déja
données, parce qu'ils font jeunes, ou que
c'eft la nourriture que la nature a deftinée
pour les jeunes végétaux ; car la terre n'eft

qu'une matrice propre pour eux ; & la chaleur du Soleil leur fert au lieu d'incubation,
mais * encore parce que dans la diftillation
ils ne donnent point de ce fel , étant trop
legers & trop déliez pour fe calciner & fe
réduire en cendres, & leurs fels trop volatiles pour foutenir le feu, & par confequent,
petits & propres à paffer par la tranfpiration , & par ce moyen nullement préjudiciables aux temperamens des hommes, au-
lieu que les plantes qui ont leur croiffance
entiere , leur tige & leur bois , fouffrent
aifément le feu. Et dans les liqueurs qui ne
font pas fermentées , les fels y font tellement enveloppez , qu'ils ne peuvent s'unir
pour former un efprit , & ils y font tellement plongez dans les matieres particulieres du végétable, qu'ils ne font prefque aucun mal aux corps animaux, à moins qu'ils
n'abondent exceffivement. Il arrive de là ,
que, fe nourrir de végétaux pendant quelques femaines ou quelques mois, boire de
l'eau ou des liqueurs qui ne font pas fermentées (comme le Thé, le Caffé, l'eau
d'orge ou de regliffe , une infufion d'oranges ou d'autres femences & de plantes) en
forme de Thé, affermira les dents prêtes à
tomber à caufe de la confomption des gom-
mes par les fels fcorbutiques ; guerira les

---

* *Voyez Lowthorp, abregé des Tranf-*
actions Philofophiques de la Societé Royale.

faletez de la peau ou les eruptions, & même tout ulcere qui fe répand, s'il n'eſt pas
fcrofuleux, quand on n'y feroit aucun remede. De là vient la grande maxime dans
la guerifon des ulceres ; par la diéte on les
met dans l'état d'une plaïe, & alors ils fe
gueriſſent d'eux-mêmes. Et comme je l'ai
remarqué ailleurs, à peine y a-t-il une complexion foible, maigre, confomptive, hy-
fterique, & hypochondriaque en Angleterre, qui n'ait pour fon principe, une cacochimie fcorbutique, cachée ou manifefte,
excepté celle qui vient des ecrouelles.
Nous pouvons conclure de tout cela,
qu'un régime de vivre & un exercice convenable, joints aux autres fecours de la
Medecine, dont on a déja parlé, font capables de faire de grands biens dans les maladies chroniques qui regnent dans la Grande Bretagne.

§. 4.

De la nature des fibres du corps animal
& de leurs differentes fortes.

Ayant eu auſſi fouvent occafion de parler des nerfs foibles & relâchés, il ne fera
pas mal à propos de fuggerer quelques fignes des plus exterieurs & des plus fenfibles, par le moyen defquels, avant que
quelque maladie chronique ou quelqu'autre

simptome funeſte l'ait découvert, on pourra connoître ſi l'on eſt ſoi-même de cette complexion , & les autres perſonnes leſquelles y auroient de la diſpoſition, afin de prévenir le mal autant qu'il eſt poſſible. Nous devons à ce ſujet remarquer, que les nerfs ſont des paquets de filaments ſolides & elaſtiques , comme des boyaux ou des poils de chat retors ; qu'une de leurs extremités eſt terminée à l'organe commun des ſens dans le cerveau, où l'on ſuppoſe que l'ame reſide principalement : que l'autre eſt entre-laſſée dans chaque point de l'epiderme, des membranes, des tuniques, des vaiſſeaux, des muſcles, & des autres ſolides du corps qui ſont ſenſibles, pour tranſporter les motions, les actions, les vibrations ou les mouvemens des objets exterieurs à l'ame. Ces filamens ſont très-elaſtiques, comme nous le pouvons voir par leurs ſubſtances durcies, comme les côtes de baleines , l'yvoire , la corne , & les cartilages , qui le ſont plus eminement qu'aucun autre corps connu. Il y a des perſonnes qui ont les fibres fort vives , prêtes à la vibration , & ſi elaſtiques , qu'ils tremblent violemment par le moindre mouvement. Il y en a d'autres qui ont les fibres roides, fermes, & tenduës , qui ne cedent qu'à de fortes impreſſions , & ſe meuvent lentement , mais ſont long-tems en mouvement. Enfin il y en a d'autres qui ont les fibres foibles, dé-

liées, & relâchées, qui, quoi que menuës aisément, & pliant à la plus foible impulsion, cependant ne communiquent à l'ame que des
impressions & des vibrations imparfaites &
languissantes, & ont toutes leurs autres fonctions animales d'une nature également affoiblie. C'est de ces dernieres que j'ai parlé
jusqu'à present; & nous pouvons facilement
les connoître par ces signes ou caracteres
exterieurs. 1. Ceux qui ont les cheveux naturellement doux, minces, petits, & courts,
ont les nerfs mols & relâchés : car les cheveux paroissent être des fibres charnuës,
seulement allongées & durcies exterieurement. Du moins ils font composez, comme les fibres, de plusieurs petits filamens
contenus dans une membrane commune;
ils font folides, transparens, & elastiques;
& les fibres du corps ont ordinairement de
la force & de la grosseur, à proportion de
la force & la grosseur des cheveux. 2. Ceux
qui ont les plus blonds cheveux, ont les
fibres les plus lâches (les autres choses
étant égales) parce que les plus blonds font
plus clairs, plus poreux & plus spongieux; &
parce que les corps des plus claires couleurs,
font composés de parties plus délicates, que
ceux d'une couleur plus vive; comme on
l'a remarqué auparavant. 3. Ceux qui ont
les muscles & les os plus gros, ont ordinairement les nerfs plus fermes, que ceux
qui ont les muscles & les os petits. Parce

que les muſcles & les os étant ſimilaires à leurs fibres, comme il eſt très-probable, & ceux-là étant plus gros, & conſéquemment plus forts, celles-ci doivent être de même, & ainſi du contraire. 4. La chair douce & mollaſſe, eſt un ſimptome certain de fibres lâches ; au lieu que les muſcles durs, ſont la marque conſtante que les fibres ſont fermes. 5. La complexion ou la peau blanche & de couleur cendrée, montre toûjours que les fibres ſont plus foibles & plus lâches, que celle qui eſt rouge, fraîche, d'une pâleur obſcure, ou noiratre, pour les raiſons qu'on a déja données. 6. Un temperament gras, corpulent, & flegmatique, eſt toûjours accompagné de fibres lâches, parce qu'elles ſont diſſoutes & trempées dans l'humidité. Et au contraire ceux qui ſont d'une forme ſeche, nette, & ferme, ont les fibres fortes, & tenduës. 7. Ceux qui ſont ſujets aux évacuations de quelque eſpece qu'elles ſoient, dans un degré plus grand qu'on ne l'eſt naturellement ; & ceux qui par quelqu'accident ou ſouffert long-tems par quelqu'évacuation extraordinaire de quelque nature qu'elle ſoit, ont les fibres & les nerfs lâches. Ainſi ceux qui ſe purgent ſouvent, & rendent une grande quantité d'eau pâle, ceux dont la bouche & le nez coulent ou qui fondent exceſſivement en ſueurs ; ceux qui de quelque maniere que ce ſoit ont perdu beaucoup de ſang, fâng, qui ont eu une diarrhée, qui ont été gueris d'une fiévre, & les perfonnes du fexe qui ont eu long tems leurs règles ou plus que de coûtume, font dans ce cas ; & les fibres & les nerfs de toutes ces perfonnes font originairement, ou deviennent par accident, foibles & relâchées. 8. Finalement ceux qui font d'un temperament froid, qui font fujets à s'enrhumer, ou à gagner du froid par les extremités, ont auffi les fibres & les nerfs foibles & lâches : parce que ces chofes font des fignes d'une circulation & d'une tranfpiration lente & interrompuë ; ce qui manifefte un reffort foible dans les fibres des tuniques des vaiffeaux, dans les fibres des mufcles, & une foibleffe du reffort des écailles de l'épiderme.

§. 5.

Les caufes & les occafions des fauffes couches, ou de l'avortement.

En marquant les fignes des nerfs foibles, je ne fçaurois omettre la difpofition où fe trouvent les femmes enceintes à faire de fauffes couches, à moins qu'elles ne foient exactes à y prendre garde & à fe menager, particulierement celles qui ont les nerfs tendres & foibles, ou qui font d'un temperament trop délicat. Ces fignes que je viens de donner feront toûjours connoître, &

une perfonne eft dans ce cas ou non. Et celles qui en s'examinant fe trouveront dans ce cas, feront fujettes pour la moindre caufe à faire fouvent de fauffes couches ; de cette maniere une grande partie de leur pofterité fera détruite, & elles s'expoferont aux hydropifies, ou aux confomptions, ou (ce qui eft pire) à un abbatement continuel des efprits, aux vapeurs, & aux autres maladies hyfteriques. Et par ce feul malheur, une partie confiderable des Gens de famille perit ici en Angleterre. La nature a fait le fexe en general, d'une complexion molle, foible, & délicate. Le manque d'un exercice convenable, une table bien fervie, des gouvernantes indifcretes, des meres trop indulgentes, une aigreur hereditaire, augmentent beaucoup cette difpofition. Et fi elles commencent une fois, par negligence où par accident, à faire une fauffe couche; chaque premiere fauffe couche fraye le chemin à une feconde, & à une troifiéme, & jufqu'à ce qu'il ne refte plus à la pauvre créature ni fang, ni efprits, ni appetit, ni digeftion. Car une fauffe couche affoiblit le temperament, rompt, & déchire plus le fyftême des nerfs, que ne feroient deux couches venuës à terme. Si jamais on doit s'en garantir, ou les prévenir efficacement, on doit le faire, ou de moins l'entreprendre dès la premiere fois, s'il eft poffible ; au moins, auffi-tôt qu'on le peut, & avant qu'il arrive une relaxation & une diſſolution totale du ſyſtême nerveux. La perſonne même eſt ſouvent la cauſe de ſa fauſſe couche, par ſes actions volages, ſoit en danſant ou en ſautant, &c. Mais plus ſouvent l'empreſſement & l'indiſcretion des Chirurgiens, & des Sages-Femmes, en ſaignant à chaque petit ſimptome qui menace, ſans conſiderer le temperament. La ſaignée peut faire aſſez de bien dans des complexions ſanguines, robuſtes, & plethoriques : mais c'eſt la mort & une ruine certaine pour les perſonnes qui ont les nerfs minces & foibles, & le plus ſeur moyen, en relâchant les fibres nerveuſes, de cauſer la fauſſe couche qu'on avoit deſſein de prévenir : car la ſaignée a cet effet, & relâche les fibres auſſi certainement, qu'elle diminuë la quantité du ſang. Le moyen le plus efficace que j'aye jamais trouvé pour prévenir ces malheurs, eſt d'ordonner à celles qui ſont dans de pareilles circonſtances, de boire copieuſement de l'eau de Briſtol, & d'en faire leur boiſſon journaliere, avec un peu de vin rouge; appliquer l'emplâtre *ad Herniam*, avec de l'huile de canelle, & du *Laudanum* de Londres, à leurs reins ; leur preſcrire une nourriture maigre, legere, & d'une digeſtion aiſée, particulierement de végétaux farineux, & de lait ; de fortifier leurs boyaux, avec le *Diaſcordium* & de la rhu-

barbe rôtie , s'ils deviennent trop gliſſans ;
de leur faire prendre l'air une ou deux fois
par jour dans une chaiſe ou dans un caroſſe , & de les égayer, de les divertir, de
les entretenir en bonne humeur autant qu'il
ſe peut. Cette methode ne manquera preſque jamais ; à moins qu'une humeur ſcro-
fuleuſe cachée , ou quelque autre aigreur
hereditaire dans leurs ſucs, ne détruiſe l'enfant.

§. 6.

Regime pour les perſonnes délicates, &
les gens d'étude , par rapport aux
faiſons de l'année.

Ceux qui ſont délicats, maladifs, & qui
ont les nerfs foibles , doivent avoir égard,
dans le ménagement de leur ſanté , aux
differentes faiſons de l'année. J'ai déja remarqué dans mon Traité de la Goute que
de pareils temperamens commencent à s'affoiblir & à languir vers Noël, ou le milieu
de l'Hyver ; ils continuënt de pire en pire
juſqu'à ce que le Printems ſoit paſſé ; ſe
relevent un peu, à meſure que le Soleil s'é-
leve & devient chaud ; ils arrivent au plus
haut degré de ſanté & de force environ le
milieu de l'Eté , & s'y maintiennent auſſi
long-tems que le Soleil les échauffe , ou
que la force qu'ils ont récouvrée dure. La

force de ceux qui ont les nerfs très-foibles, manque plûtôt, même vers l'Equinoxe de l'Automne : mais ils se relevent plûtôt, parce que leurs plus foibles nerfs font moins de resistance. Le Soleil fermente de nouveau, rarefie & éleve leur jus visqueux : de sorte que la circulation se fait mieux, est plus pleine, plus libre, & plus universelle : Par ce moyen la transpiration est aussi beaucoup augmentée ; & le fardeau étant emporté par la force de la chaleur du Soleil, leur appetit est aiguisé, & leur digestion rétablie, à quoi contribuë la serenité & la chaleur de l'air, & une liberté plus grande de prendre de l'exercice & de vaquer à ses affaires. Je conseille donc à ces sortes de personnes de suivre religieusement les mouvemens de la nature, & de prendre les bienfaits qu'elle offre alors, comme une marque certaine qu'ils font les meilleurs, & les plus propres pour elles. Après Noël, & au commencement du Printems, le lait, les œufs, & les herbes printanieres, comme les asperges, les épinars, les jeunes choux, qui viennent les premiers, dont je leur conseille de faire la plus grande partie de leur nourriture alors. Le Printems avançant, l'agneau, le veau, les pois verds, & les salades font en abondance. Après l'Equinoxe du Printems, les poulets & les lapins, les dindonneaux & les fruits prématurés font de saison. On peut avoir vers le milieu de l'Eté, le mouton & la perdrix, les choux-fleurs & les artichaux. Et l'Automne nous fournit du bœuf & de la venaifon, des navets, & des carotes. On trouvera que les facultés digeftives des perfonnes foibles, & de celles qui ont les nerfs lâches, fe rétabliffent & fe fortifient par degrès, à mefure que les plus forts de ces alimens viennent à être de faifon. Par être de faifon, je n'entends pas ces jours très-prématurés dans lefquels la gourmandife des acheteurs, & l'avarice des vendeurs autour de Londres, ont forcé les differentes fortes de végétaux, & d'animaux à paroître fur les tables. Mais par faifon, je veux dire, ce tems de l'année, auquel ils font dans leur perfection & en plus grande abondance en ce pays, par la nature, la culture commune, & par la pure operation du Soleil & du climat. Mais le principal point fur lequel je voudrois infifter, eft que ces fortes de perfonnes vouluffent regulierement commencer à correfpondre à la nature, en diminuant la quantité & la qualité de leur aliment, comme les faifons l'indiquent, & de la maniere que la Providence pourvoit l'aliment propre dans fa plus grande abondance & perfection. Par ce moyen ils conferveront leur fanté dans une balance affez égale toute l'année; ils auront des alimens plus legers & en moindre quantité & qualité, quand leurs facultés digeftives auront moins de force , & que leurs fibres nerveufes feront plus foibles ; & ils augmenteront leur nourriture , à proportion de l'augmentation de ces forces. Ajoûtez à ces chofes, que comme l'Hyver eft la meilleure faifon pour prendre de l'exercice au logis, l'Eté eft la plus propre pour en prendre au dehors. Et à proportion que le jour s'allonge, on fera le travail & les exercices du dehors plus longs. Ni Sydenham , ni Fuller , n'ont jamais pu dire la moitié de ce que l'exercice obftiné fera dans les temperamens cacochymes , foibles , & menacés de confomption.

> *Labor omnia vincit*
> *improbus.*   *Horace.*

L'exercice infatigable domtera toute maladie chronique.

§. 7.

Règles pour les vêtemens fuivant les differentes faifons.

Les Allemans ont un proverbe qui dit que les hommes fages doivent mettre leurs habits d'Hyver de bonne heure en Automne , & les quitter bien tard. Ils ont voulu infinuer par là, que l'on doit être toûjours bien couvert. Quelque chofe que l'on puif-

fe penfer de ce Proverbe, eu égard aux perfonnes qui boivent beaucoup, & qui demandent une décharge copieufe par la peau :
celles qui font fobres, ou qui auroient envie de fe rendre robuftes, doivent s'accoû-
tumer à s'habiller aufli legerement qu'il eft
poffible, tant en Hyver qu'en Eté ; beaucoup d'habits, & pefans, attirent trop par
la tranfpiration ; comme le Docteur Keill
le prouve , dans fon *Med. Static. Britann.*
ils rendent le corps tendre & débile, & affoibliffent les forces. La coûtume de porter de la flanelle, eft prefque aufli mauvaife qu'un Diabetes : rien ne peut affoiblir
& épuiffer davantage les perfonnes foibles
& délicates. Pour rendre ceci évident, il
faut faire une diftinction entre la tranfpiration & la fueur, qui different autant que
l'évacuation naturelle & journaliere des inteftins differe d'une diarrhée. Et comme les
perfonnes de bon fens, beaucoup moins
celles qui font délicates, & les foibles, ne
voudroient faire aucun effort pour fe procurer une diarrhée, ils ne doivent pas non
plus exciter l'autre qui eft la fueur. Car de
même que de fe rendre le ventre trop libre,
ce feroit tenir toûjours les fibres des paflages alimentaires lâches ; aufli une fueur
continuelle relâcheroit celles de la peau.
Et comme l'humidité, dans laquelle la flanelle tient continuellement la peau, & la
malpropreté qu'elle contracte fi-tôt, mon-

tre quel flux de tranſpiration elle y excite ;
de même la friction continuelle qu'elle produit en donne la raiſon. Si quelqu'un eſt
ſurchargé d'humeurs ſuperflues , & de liqueurs fortes, il eſt heureux ſi la nature décharge cet Ocean de quelque maniere que
ce ſoit ; car il vaut mieux qu'il ſue , que
de brûler dans une fiévre. Mais pour les
gens moderés , délicats, & maladifs, plus
tous les organes de leurs évacuations feront
fermes & ſerrés (s'ils ne ſont pas entierement bouchés) plus ils s'en trouveront
bien , plus ils fortifieront leurs nerfs , &
endurciront leur temperament. Il n'y a rien
qui demande la ſueur, que la ſuperfluité du
manger ou des liqueurs fortes : & c'eſt pour
cela que les Allemans s'y excitent tant. Ils
pouſſent la choſe ſi loin , que Tſchir-
nhaus , homme d'ailleurs très-ſçavant &
très-ingenieux , dans ſon Traité de la Medecine de l'eſprit & du corps, réduit la gueriſon de preſque toutes les maladies , à la
ſueur , ſur les Remarques qu'il avoit faites
de ſon ſuccès, dans les fiévres que la bouteille avoit cauſées. Ils boivent beaucoup de vin
mince & ſubtil, qui paſſe par tout ; & quand
il tranſpire au travers de la peau , le combat & le danger ſont paſſés. Mais pour les
habitans de nos Iſles, qui ſont ſobres, parce
qu'ils ſont délicats, & qui voudroient conſerver leur ſanté ; plus leurs habits & leurs
couvertures , tant la nuit que le jour , en

Eté & en Hyver, feront legers, plus leur
force s'augmentera. Plus tout le corps fera
expofé à l'air doux & benin, plus les fucs
animanx feront fluides, & actifs, & par
confequent, plus la tranfpiration fera libre
& entiere. Car l'air bien temperé eft avan-
tageux & medecinal aux fucs animaux : &
fe trop couvrir le jour & la nuit, ne fait
que condenfer nôtre propre atmofphere &
les excremens qui nous entourent, & arrêter les douces influences de cet élement
benin. Pour ce qui regarde le rhume, celui
qui vit fobrement, & qui évite l'air nitreux,
je veux dire les tems humides & de gêlée;
ou ne gagnera pas fi aifément du froid, ou
s'il en gagne, il en fera plûtôt quitte. C'eft
feulement l'air difpofé de cette maniere,
qui épaiffit & coagule nos fucs, & donne
des froids douloureux & dangereux. C'eft
la chaleur interieure feule qui nous détruit.
Jamais les perfonnes fobres ne fouffrirent
du froid, à moins qu'il ne fût très-grand,
ou qu'elles ne s'y expofaffent opiniâtrement
contre le bon fens & la raifon.

§. 8.

De l'utilité qu'il y a à se raser souvent la tête & le visage, & à se laver & se racler les piés.

Un autre moyen propre à conserver la santé pour les personnes délicates, sedentaires, & appliquées à l'étude, est de se raser souvent le visage & la tête, de se laver & ratisser les pieds & les orteils, & de se rogner les ongles. La grande utilité (outre le plaisir) qui reviendra à la tête, aux yeux, & aux oreilles, en rasant le visage & la tête souvent ; & en les lavant tous les jours avec de l'eau froide & quelques goutes de l'esprit composé de lavande, ou d'eau de Hongrie ; est beaucoup mieux entenduë de ceux qui l'ont ressentie. En se faisant couper les cheveux, & raser la tête, la premiere fois, on manquera rarement de se guerir d'un mal de tête, d'une fluxion, & même d'une foiblesse de nerfs dans les yeux. Chaque évacuation, non-seulement diminuera toute la masse ; mais si elle est aidée, elle rendra cette évacuation plus ample & plus copieuse. Plus la tête est souvent rasée, plus vite & plus épais les cheveux croissent. De sorte qu'en se rasant ainsi la tête & le visage frequemment, ce sera l'équivalent d'un cautere, ou de vesicatoires continuels dans ces parties. D'ailleurs en lavant la tête & le visage avec de l'eau chaude & du savon, & en ratissant la peau avec le razoir, on nettoyera tous les trous des conduits de la transpiration de ces dartres farineuses, & de la teigne qui y adherent ; on excitera beaucoup la transpiration de ces parties, & on donnera un air libre aux fumées de la tête & du cerveau. Et en se lavant bien la tête, & en la trampant après dans l'eau froide, on fermera les écailles de l'épiderme ; ce qui empêchera de gagner du froid dans la tête, qui est souvent une douleur pesante aux personnes délicates, sedentaires, & attachées à l'étude. C'est pourquoi je conseille à ces personnes de se raser la tête & le visage tous les jours, ou de deux jours l'un, ou aussi souvent qu'ils le pourront, & les bien laver dans de l'eau froide après. Ce qu'on fait aux parties superieures, doit se faire aux inferieures, en se lavant & ratissant les pieds, & en se rognant les ongles. Nous connoissons, par le chatouillement des plantes des pieds, quel nombre des fibres nerveuses très-fines y aboutissent. En marchant & en se tenant debout on y fait des callus, & on rend la peau épaisse & dure ; ce que préjudicie beaucoup à la transpiration, & empêche que le sang & les esprits n'y viennent. Et c'est une remarque generale, qu'il n'y a point de marque plus certaine d'une santé forte & vigoureuse,

qu'une chaleur douce, & une tranfpiration
copieufe aux pieds. C'eft un figne d'une circulation libre & pleine dans les petits vaiffeaux, à la plus grande diftance de la fource
de la chaleur & du mouvement; rien au monde ne peut indiquer plus clairement une bonne fanté. Au contraire, les perfonnes délicates & foibles, ont toûjours froid aux jambes & aux pieds , & particulierement dans
les tems de gêlée. Que les gens foibles &
délicats fe lavent donc , & le ratiffent une
fois la femaine les pieds dans de l'eau chaude , & fe rognent les ongles. Ce qui vrai-
femblablement préviendra les cors, les du-
rillons, & le penchant non naturel de leurs
ongles à entrer dans la chair. Ces chofes à
la verité ne paroiffent que des remarques
baffes & frivoles fur la fanté ; mais en ce
cas, comme dans ceux de plus grande importance ; *celui qui méprife les petites cho-*
fes , perira peu à peu.

§. 9.

Précaution que les gens d'étude doivent pren-
dre , quand ils lifent ou qu'ils écrivent ,
& quelle eft alors la meilleure pofture du
corps.

Les perfonnes délicates & valetudinaires,
qui par leurs études ou leurs emplois font
obligées de lire ou d'écrire beaucoup , fe

tiendront autant qu'il leur fera poffible dans une pofture droite, pliant leur tête & leur poitrine le moins qu'ils pourront, s'appuyant feulement fur un pûpitre en talu & ils continueront leurs exercices dans cette pofture, jufqu'à ce qu'ils fe fentent fatiguez; alors ils fe repoferont, & puis ils recommenceront. S'ils perfiftent obftinément dans cette coûtume & dans cette pratique, ils fe rendront à la longueur du tems cette pofture facile; & ileft inconcevable, combien de grands avantages leur temperament en recevra. En s'affeyant, s'appuyant, & fe penchant bas, on comprime quelques-uns des vaiffeaux du corps; & de cette maniere, on arrête & on retarde la circulation du fang & des fucs qui doivent y paffer; ce qui caufe un flux plus prompt à travers les autres vaiffeaux qui fe trouvent plus ouverts. De là vient que l'on fent les membres engourdis & incapables de fe mouvoir, jufqu'à ce que le fang & les efprits y ayent regagné une libre entrée par la pofture convenable. Il s'enfuit auffi de là une circulation inégale des fucs, une fecretion inégale dans les glandes; & par confequent une croiffance, une force, & une vigueur difproportionnée des organes & des parties. Ce qui eft la caufe des nœuds qui viennent aux enfans; par la negligence des nourrices, qui n'ont pas foin de les bercer, & de les agiter entre leurs bras fuffifamment pour faire circuler les fucs & les efprits également par tout. Les Romains & les peuples de l'Orient, pour éviter cet inconvenient, (du moins il femble que c'en eſt la raifon) étoient tout de leur long dans leurs grands repas & feſtins, & lorfqu'ils étoient obligez de demeurer long-tems dans une même poſture. Outre cela, fi celui qui écrit ou lit eſt aſſis, fa poſture panchée comprime continuellement la cavité de la poitrine & de l'eſtomach ; ce qui doit neceſſairement affoiblir leurs fonctions ; & ce font ordinairement les organes qui s'affoibliſſent & s'ufent les premiers dans les Clercs, & les Sous-Secretaires. Et baiſſer la tête, eſt le moyen d'y élever des fumées & des vapeurs ; & de s'expofer aux abbattemens des efprits, & peut-être aux confomptions. Tout cela fe peut, en quelque maniere, éviter par une poſture droite : car par là tous les organes feront dans leur fituation naturelle. Plufieurs mufcles feront en action, & ainfi preſſeront les vaiſſeaux du fang, pour faciliter la circulation. Mais furtout par cette poſture droite, les fucs auront l'avantage de leur propre gravité, pour defcendre plus vite, pour échauffer les parties plus baſſes, qui font éloignées de la fource du mouvement ; les évacuations fe feront plus promptement, & conferveront les parties fuperieures libres & dégagées : ce qui contribuera beaucoup à conferver la fanté & à prolonger la vie.

Mais cette pratique ne deviendra jamais facile, qu'à ceux qui la commencent jeunes.
Ceux qui dictent ou qui donnent des con-
fultations, devroient le faire débout ou en
marchant ; cette maniere foulageroit le
corps & l'efprit.

§. 10.

Précaution tout-à-fait neceffaire aux gens qui font gros & gras.

Outre les règles que l'on a déja données,
je confeille aux perfonnes pefantes, graffes,
& d'une taille fort haute, de s'abftenir, autant qu'elles le pourront, de toute forte de
liqueurs. Jamais on n'inventa de règle ni
de precepte d'un fi grand ufage pour con-
férver & prolonger la vie de ces fortes de
perfonnes, qu'une abftinence generale &
obftinée de toute forte de liqueurs. Si
(comme il eft très-probable) la maffe de
tous les corps végétaux & animaux, n'eft
compofée que de tuyaux vafculaires, formez tout d'un coup dans leurs premiers
principes & dans leurs femences ; la croiffance & l'augmentation du volume, ne fait
que remplir & enfler, dilater & développer
ces tuyaux par les liqueurs. Nous fçavons
par les experiences de Kircher, & du Docteur Woodward, jufqu'à quelle grandeur
ou groffeur les végétaux croîtront par le

pur

un élement feul. Deux cochons de lait de
la même portée furent nourris de la même
quantité de lait ; excepté qu'on mêla au
lait de l'un d'eux, la même quantité d'eau.
Un mois après on les tua tous les deux, &
on trouva celui qui avoit eu de l'eau, beaucoup plus gros & plus gras que l'autre. Les
hydropifies (au moins l'Anafarca) ont été
gueries par une abftinence obftinée de boiffon. Et les léthargies procedent de l'humidité du cerveau. Et ce font ces deux maladies, aufquelles font fujettes les perfonnes
pefantes, graffes, & d'une taille fort haute. C'eft pourquoi de telles perfonnes devroient s'abftenir de boire, comme le font
ceux qui ont l'hydrophobie, ou l'horreur
de l'eau : ce qu'ils peuvent facilement exe-
cuter, s'ils ne fe nourriffent que de jeunes
animaux, & de végétaux humides & rafrai-
chiffans. Mais toutes les fois que je parle
d'aliment végétable, j'entens celui qui eft
apprêté par le feu.

§. II.

*Deux avis importans aux perfonnes
avancées en âge.*

J'ai feulement deux chofes à recomman-
der aux vieillards, & à ceux qui font à la
veille de quitter le theâtre de ce monde ;
s'ils ont envie de rendre leurs derniers mo-

O

mens auffi ailés & auffi libres qu'ils peuvent
être. La premiere eft, qu'ils doivent éviter
les injures du tems , autant qu'il leur eft
poffible. Les vieillards ont très - certainement le fang pauvre & vifqueux. Ils n'ont
que peu de tranfpiration ou point du tout ;
& leurs facultés digeftives font foibles. Par
confequent ils doivent être fenfibles aux
plus foibles injures du tems, & en doivent
fouffrir. Je leur confeille donc , de fe tenir au logis, de fe pourvoir de chambres &
de lits chauds , & d'un bon feu , quand le
jour s'abbaiffe, quand il fait grand vent ,
& quand l'air eft fubtil. Ces perfonnes ne
doivent pas s'attendre d'ameliorer leur temperament ou leur fanté. Elles ne doivent
tendre qu'à s'exempter de douleur, qu'à
prévenir les accidens qui pourroient éteindre le feu vital , & qu'à le faire brûler auffi pur , & auffi long-tems que la nature &
leur âge fe le font propofé. L'exercice ne
fert qu'à purger les fuperfluités. Si donc
ces perfonnes ont foin de ne point faire
d'excès , elles n'en auront pas befoin, encore ne leur feroit-il pas beaucoup de bien.
Car dans les vieillards, les os fe petrifient,
les cartilages & les tendons fe changent en
os ; & les mufcles & les nerfs, en cartilages & en tendons. Et tous les folides perdent leur elafticité , & fe changent, en
quelque façon, en cette terre dans laquelle ils vont être diffous. De forte que les

folides manquant d'elafticité, l'exercice ne
peut être que d'un petit fecours pour fecouër & faire tomber le fardeau. Ce fera
affez pour ces perfonnes, de prendre l'air
pendant que le Soleil luit, & les vents
frais de l'Eté pourront les rafraichir. Ou,
fi elles ont envie de prolonger leurs jours,
il faut qu'elles fe retirent dans un climat
plus chaud ; par ce moyen elles pourront
vivre auffi long-tems que la Corneille. La
feconde chofe que je confeille aux vieillards eft, de diminuer leur nourriture à proportion de ce qu'ils avancent en âge, avant
que la nature ait forcé en eux cette diminution. Ceci eft un puiffant moyen pour rendre leur vieilleffe verte & exempte de douleur, & pour conferver les reftés de leur
fens jufqu'au dernier moment. Par ce feul
moyen, Cornaro prolongea fes jours, &
conferva fes fens, en quelque maniere,
entiers jufqu'à cent ans. Il pouffa fi loin la
diminution de fa nourriture par degrès ;
que, comme fon Hiftoire nous l'apprend,
il vivoit à la fin trois jours d'un jaune
d'œuf. Je ne veux pas hazarder de confeil-
ler aux autres en quelle proportion de tems
& d'alimens cette diminution fe doit faire.
Mais il me femble qu'ils devroient confiderer que, puifqu'il eft certain que les vieillards deviennent enfans, quand à la foibleffe de leur digeftion, ils devroient diminuer
dans leur aliment, comme les enfans au-

gmentent dans le leur, du plus foible au plus foible, & du moindre au moindre. Car comme leurs folides n'ont plus d'elaſticité, que leurs facultés digeſtives ſont foibles, leur tranſpiration petite; qu'il ne ſe fait en eux preſque point de déperiſſement : ils devroient diminuer proportioné-ment leurs reparations. * Et c'eſt le plus ſouvent à la negligence de ces choſes, que les vieillards doivent ces rhumes, ces ca-tharres, les vents, & les coliques, la per-te de la memoire & des ſens, ces douleurs & ces peines, & toute cette triſte & noire ſuite de miſeres, qui accompagnent une longue vie. Ce qu'ils auroient pu en quel-que maniere prévenir, par une diminution diſcrete & à tems de leur nourriture.

§. 12.

Il y a de la folie à eſperer une guériſon en-tiere & parfaite des maladies chroniques.

Il n'y a point d'erreur plus fatale dans la gueriſon des maladies chroniques, ordi-naires aux perſonnes foibles & délicates, que l'eſperance vaine & injuſte qu'elle en-tretiennent d'une gueriſon prompte & ſou-daine, ou même d'un ſoulagement ſenſi-

* *Non pas pourtant juſqu'à éteindre l'é-tincelle de vie qui leur reſte.*

ble. Ceci joint à leur inconftance, & à
l'impatience qui les tourmente quand on
les gêne dans ce qu'elles defirent , les fait
quitter dans le défefpoir tous les remedes
& toutes les contraintes ; & enfuite elles
s'abandonnent à toutes les mêmes chofes
qui avoient produit ou irrité la maladie, ou
changent & courent de Docteur en Docteur, jufqu'à ce qu'elles terminent leurs
jours avec un Empyrique, ou meurent entre les mains d'un Charlatan , dont elles
font les dupes , & qui tout à la fois leur
ôte la vie & leur efcamote leur argent. Il
eft furprenant que des hommes raifonnables puiffent s'imaginer, que quelques me-
thodes ou medecines feroient capables de
guerir en peu de tems, ou même de foulager fenfiblement une maladie, qui peut-
être eft venuë au monde avec eux , & qui
eft mêlée dans les principes de leur être,
ou au moins qui peut avoir été dix ou vingt
ans à fe produire par les excès ou par un
regime indifcret, Je ne fçai point de comparaifon plus propre à éclaircir ceci, que
celle du revenu annuel d'un bien, qui fuf-
fit précifement pour entretenir une perfonne des chofes neceffaires à la bienféance,
dans une abondance & une propreté raifonnable. Si celui qui auroit un bien pareil, dépenfoit tous les ans le revenu de
dix ou de vingt années , & qu'après il tâ-
chât de recouvrer fa dépenfe avant que

d'aller en prifon ou de mourir de faim; ne le prendrions nous pas pour un fou s'il s'imaginoit qu'en retranchant, menageant, ou épargnant , & même qu'en joignant à cela un travail journalier , il regagneroit & remettroit en peu de mois ou d'années fon bien dans fon premier état. Non, il faut qu'il travaille , & qu'il s'épargne pen-. dant plufieurs années ; & le tems requis, fera toûjours proportionné à la valeur de fes premieres dépenfes , & de fon épargne prefente. C'eft-à-dire , fi fes dépenfes n'é- toient que petites , & fon épargne confide- rable , le tems fera plus court par rapport au tems auquel il continuoit fes grandes dépenfes. S'il difcontinuë d'épargner confi- derablement , il faut certainement qu'il meure de faim , ou qu'il aille à la fin en prifon ; & s'il commence à épargner quand il le faut , il recouvrera certainement le tout ; mais le tout dépend du travail, du ménagement , & du tems propre. Les ex- cès , & un regime indifcret , ruinent la fanté ; qui fans un remede propre , com- me font le travail & l'abftinence , caufe- ront certainement des maladies , ou la mort. Et il faut continuer ces remedes pen- dant un tems proportionné aux grands ex- cès , ayant toûjours égard au travail & à l'abftinence. La plûpart des maladies chro- niques ont pour leur principe , des fluides corrompus, & des folides ruinés, comme

on l'a fait voir. Une mauvaise difpofition
de l'eftomach, & les organes alimentaires
ou les engendrent, ou les accompaguent.
Suppofez, par exemple, que le cas foit
une difpofition fcorbutique, & qu'elle fe
manifefte par des puftules & des enflures
aqueufes, par des tâches jaunes & noires
fur la peau, par un fang épais, vifqueux,
& rhumatique, un foie bouché, & un
épanchement continuel du fiel, par une
oppreffion des efprits, par un manque d'appetit & de digeftion, & de là une diffipation, une laffitude & une inquiétude, &c.
ce que j'ai fouvent trouvé dans nos bons
vivans, qui étoient nés vifs, vigoureux,
& pleins de fanté ; je ne connois aucun
remede dans la nature pour foulager & guerir efficacement cette maladie, que des vomitifs moderés, & des purgations d'eftomach fouvent réïterées ; comme la bile,
qui certainement dégenere en flegme,
avant que la cure foit faite ; car le flegme
n'eft qu'une bile plus humeétée, ou la partie plus groffiere du ferum feul, comme la
bile eft celle de tout le fluide arteriel ; &
quand la bile eft devenuë flegme, la cure
eft à moitié avancée, une partie des fluides étant déja purifiée, & le foie libre &
ouvert ; comme la bile, dis-je, & le flegme élevent & chargent les paflages alimentaires ; les chofes améres & aromatiques,
& l'acier diverfifié & ordonné felon lafor-

ce du malade, tous ces remedes ont perdu leur vertu ; il faut prendre long-tems & opiniâtrément les Eaux Minerales & d'Arquebusade, faire un exercice continuel , se nourrir d'alimens modiques , legers, & rafraîchissans ; & user d'un regime convenable & constant. Le malade se plaindra souvent , Quoi ! toûjours des vomitifs & des choses améres ! toûjours galoper & jeûner ! les vomitifs ne soulagent que peu de jours; mais ne guerissent pas : Je suis dans un aussi mauvais état , que je fus jamais , & après quelques mois de perseverance, je me trouve tout de même , que quand j'ai commencé. Il faut chercher de nouveaux Medecins; & il faut ou qu'ils soient cassés , s'ils poursuivent les mêmes desseins , (ce qu'ils feront, s'ils sont honnêtes gens) ou s'ils ne le font pas , qu'ils ordonnent des choses qui ne peuvent faire ni bien ni mal , ou qui actuellement feront du mal , pour être payés. (Car il n'y a point de milieu.) Jusqu'à ce que le pauvre miserable ait couru toutes les Facultés, & se soit mis enfin entre les mains des Charlatans. Il est vrai, que quand la nature a commencé de jetter les parties grossieres & visqueuses sur les glandes lâches & spongieuses, elle continue de le faire , jusqu'à ce qu'elle ait privé toute la masse de flegme : chaque vomitif nouveau , fera place à une autre; & tant qu'il reste quelque humeur visqueuse,

il n'y a point d'autre remede ; on ne sçauroit non plus découvrir le declin de la maladie si certainement par aucune voie, que
par la diminution de la quantité de flegme
que l'on tire, & par ce qu'il faut plus de
tems pour le tirer. Il en est de cela, comme d'un vaisseau d'huile & d'eau mêlées
ensemble; le moyen seur de separer l'huile
de l'eau, est de l'écumer quand elle vient
dessus. Tant qu'il y restera de l'huile, elle surnagera toûjours, si vous lui donnez le tems de se débarrasser des parties de
l'eau, dans lesquelles elle est engagée. Et
alors vous pourrez separer entierement le
mélange visqueux. Jamais grand dessein ne
réüssit dans la vie, que par le tems & la
patience, & par la poursuite continuelle des
moyens les plus naturels & les plus approu-
vés, qui conduisent à cette fin. La nature
ne travaille pas par des sauts & des écarts
soudains; mais elle marche d'un pas constant & reglé, fortement & doucement, &
c'est la nature qui est le veritable Medecin :
l'Art ne fait qu'éloigner les obstacles, arrêter les violences, & solliciter doucement
la nature à aller où elle tend. Ceci demande du tems & de la patience. *Tempus edax
rerum.* Elle consumera très-certainement
les maladies chroniques, si on ne les nourrit pas ; nulle autre chose ne peut le faire.

§. 13.

De la grande utilité de l'Opium.

Enfin, la Providence nous a fait des graces & des faveurs au de là de toute expreſſion, en nous fourniſſant un ſoulagement certain, s'il n'eſt par un rémede, à nos peines & à nos plus grandes miſeres. Quand nôtre patience eſt à bout, & que nos douleurs ſont enfin devenuës inſupportables; nous avons toûjours une medecine toute prête, qui non-ſeulement eſt un ſoulagement préſent, mais je puis dire, un miracle continuel. Il n'y a que ceux qui en ont eu le plus de beſoin, & qui ont ſenti ſon ſecours benin dans leurs tourmens, qui puiſſent mieux raconter ſes effets admirables, & la grande bonté de celui qui nous en a fait préſent. Je veux dire *l'Opium*, & le *Laudanum*, ſa ſolution, qui étant ordonnée à propos, & menagée prudemment eſt le ſoulagement le plus ſeur & le plus prompt dans les plus grandes douleurs. On peut tirer la maniere de ſes operations, des rémarques que j'ai faites dans le Traité precedent. La douleur reſſerre & retrecit les fibres animales. Elle agit comme un coin en dechirant, diviſant, & mettant en pieces ces petits filamens; elle leur fait dans un corps vivant, ce que les pointes des ſels

font à toutes les fubftances animales , que
l'on garde pour manger ; elle les roidit, les
endurcit, & les retrecit. Les fibres des animaux vivans étant pliables & elaftiques ,
quand un corps dur & pointu les penetre ,
ce qui arrive dans toutes les douleurs du
corps , les parties ayant naturellement le
pouvoir de fe refferrer , évitent ce corps,
s'éloignent & fe retirent , autant qu'elles
peuvent, de l'inftrument qui les bleffe. Ceci paroît dans la grande balafre d'une playe,
faite à travers les fibres d'un mufcle ; dans
la pente continuelle vers l'autre côté ,
quand quelque partie d'une perfonne fouf-
fre ; dans les crampes & les convulfions ,
& même quelquefois dans les fiévres caufées par une douleur très-aiguë. Le plaifir,
au contraire, relâche les fibres par un toucher agréable, doux & flatteur, ou (comme les Mathematiciens s'expriment) par
un attouchement doux & harmonieux. Il
agit fur les fibres comme deux inftrumens
de Mufique montés à l'uniffon agiffent l'un
fur l'autre , & en les touchant & les amo-
liffant, il les relâche à la fin entierement
& les détend. Les parties des fibres courent après, & le pourfuivent, & enfin rompent en quelque maniere leur union, pour
atteindre à un toucher fi agréable. Quelques perfonnes ont eu le pouvoir d'adoucir
la douleur en frottant doucement de leurs
mains la partie affligée ; ce qui étoit en quel-

que maniere vrai du *Docteur touchant.* Des
huiles douces , & de fimples émolliens ,
joints à une petite chaleur relâcheront les
fibres refferrées, & adouciront le mal. Les
lits & les habits moux , & les bains tiedes,
relâcheront & affoibliront tout le corps.
Or , puifque la douleur retrecit les fibres
animales, & puifque l'Opiat, (donné dans
une dofe convenable) foulage infailliblement la douleur, je ne vois point comment
il peut l'effctuer , qu'en relâchant & détendant ces fibres , autant, ou prefque autant, que la douleur les retrecit & les ref-
ferre. Et afin que nous puiffions voir par
plufieurs effets de l'Opiat, que ce fait-ci eft
réel. 1. Il n'y a rien de fi efficace, ni de
diaphoretique fi feur que l'Opiat. Rien ne
caufe une fueur plus abondante, particulierement fi l'on y joint des volatiles , &
qu'on l'excite en buvant beaucoup de foibles liqueurs chaudes. Ceci ne peut fe faire
que par la relaxation des fibres de la peau ,
& des glandes qui fervent à la tranfpiration. 2. Rien ne diminuë tant l'apetit , & rien n'affoiblit les premieres digeftions , que le frequent ufage de l'Opiat ;
de forte que la plûpart de ceux qui en ont
pris une dofe un peu forte , manquent rarement de fentir une envie de vomir, & ne
fe foucient jamais de manger pendant un
tems confiderable après , jufqu'à ce qu'il
ait fait fon effet ; ce qui eft une marque

évidente que l'eſtomach & les boyaux ſont
relâchés. Rien n'excite tant l'éruption de
la petite verole & de la rougeole, l'expulſion de la pierre & du fœtus; les mois, &
les purifications du ſexe après les couches,
que l'Opiat; de ſorte que dans les couches
difficiles, il eſt à preſent la ſeule reſſource
des Accoucheurs; & quand il eſt joint aux
volatiles il emportera le travail d'enfant le
plus fort & le plus douloureux dans les
temperamens les plus foibles & les plus lan-
guiſſans. Il ne peut produire ces effets qu'en
relâchant les fibres, que la douleur avoit
reſſerrées, & avoit en quelque maniere
privées de leur elaſticité. 4. Rien n'appaiſe,
& n'arrête ſi vite & ſi ſeurement les crampes, les convulſions, & les accès hyſteriques, que l'Opiat. Et toute le monde ſçait
qu'ils proviennent des contractions violentes, & du retreciſſement des fibres muſcu-
laires. L'Opiat produit tous ces effets, &
pluſieurs ſemblables, en détendant & relâchant ces fibres, qu'une douleur aiguë
avoit retrecies, & en leur donnant du relâche de leurs tourmens, & par ce moyen en
laiſſant travailler tranquillement la nature,
qui eſt le ſeul vrai Medecin. Je m'imagine
que la maniere dont il arrête la purgation,
& guerit une diarrhée, c'eſt en emportant
les humeurs aqueuſes & ſubtiles qui ſont
dans les boyaux, par la tranſpiration que
l'*Opium* excite exceſſivement, en tranquil-

lifant ces fpafmes & ces convulfions , &
en adourciffant ces picotemens & ces ftimu-
lations que les purgatifs excitent; & en cal-
mant la violence du mouvement periftalti-
que des boyaux, qui precipite ce qu'ils con-
tiennent. Je n'entreprendrai pas ici de déterminer les cas où il eft à propos de donner l'Opiat, ni les dofes qu'il en faut donner. C'eft l'affaire du Medecin. Mais je
puis dire en general , que toutes les fois que
la douleur eft aiguë & infuportable , quand
elle expofe aux convulfions , à la fiévre ,
ou à l'inflammation ; après avoir fait agir
les évacuations propres & ordinaires, comme font la faignée , les veficatoires , les
ventoufes, les purgatifs, ou les lavemens ,
comme le cas le demandera & le permet-
tra. l'Opiat alors foulagera très-certainement, & on peut le donner feurement. Si
le mal eft accompagné de vomiffement ,
l'*Opium* folide fera mieux ; parce qu'il fera
dans un plus petit volume & ne fera point
réjetté fi vite. Si le cas où il n'y a point dé
vomiffement demande un prompt foulagement, alors le *Laudanum* fe répandra plus
vite dans toutes les parties du corps, parce
qu'étant liquide & joint à une vehicule fpiritueux, il effectuera plûtôt le deffein qu'on
a , il élevera davantage les efprits abbatus,
& penetrera plus avant & plus vite. Dans
les cas ordinaires un vehicule vineux fuffira,
parce que l'*Opium* fe diffout mieux dans le

vin pour faire le *Laudanum*. Il y a quatre
cas , dans lefquels il eſt abfolument & ex-
trêmémeut neceſſaire ; dans la colique ; la
pierre ; les durs travaux , après les purifications lentes des couches & des mois du
fexe, particulierement ſi elles font accompagnées de douleurs violentes , comme il
eſt ordinaire en de pareils cas ; & dans la
goute & le rhumatifme. Dans le premier,
il faut toûjours le donner avec quelque purgatif d'eſtomach , comme *l'elixir ſalutis*,
ou la teinture de *hiera picra* , avec du ſy-
rop de Nerprun ; & à ceux qui ont les
boyaux tendres, avec de la teinture de Rhubarbe , particulierement ſi la colique eſt
dans les plus bas boyaux , & qu'il n'y ait
point de vomiſſement ; auquel cas un vomitif artificiel a du préceder , ſi les circonſtances ne le défendent pas. Dans la pierre,
on doit le donner avec de l'huile d'amandes douces, ou dans quelque douce emul-
ſion , pour adoucir les parties. Dans les
deux derniers cas, il faut toûjours le donner avec des volatiles propres, antihiſteri-
ques, & attenuans. Dans une douleur violente & aiguë , la premiere doſe doit être
copieuſe , au moins depuis trente juſqu'à
quarante-cinq goutes de *Laudanum* liquide,
ou ſon equivalent en *Opium*, depuis deux
grains & demi , juſqu'à trois & demi ; &
après on doit l'augmenter de quinze goutes
de liquide , ou d'un demi grain de *Lauda-*

num folide chaque demie-heure, jufqu'à ce que la douleur commence à ceffer; & alors on doit s'abftenir entierement d'en donner. Et de cette maniere on viendra à fon but, fans aucune crainte d'avoir donné la dofe trop forte. Et la verité eft, qu'il y a moins de danger en cela, qu'on ne fçauroit s'imaginer. Car ceux qui meurent d'une dofe trop forte de *Laudanum* dans l'opinion du Monde, n'auroient vêcu que peu de jours s'ils n'en avoient point pris. Car il y a des perfonnes qui fe font accoûtumées à prendre deux dragmes d'*Opium* folide, c'eft-à-dire, près de fix onces de *Laudanum* liquide par jour. Et je connois un Gentilhomme qui en prit près de trois onces en une fois, au lieu d'*elixir falutis*, & avant cela il n'en avoit jamais pris de fa vie; & quoiqu'il lui affoiblît extrêmément l'eftomach pendant quelque tems, & qu'il en fut appefanti & affoupi prefque pendant un mois, cependant il fe porta bien, & vit encore à ce que je crois, quoique la chofe foit arrivée depuis plufieurs années. Si la dofe précedente fut rejettée par le vomiffement, on peut fuppofer que la troifiéme partie demeura: & alors on peut proportionner les dofes fuivantes convenablement. La difference des temperamens ne fera pas ici une grande alteration; puifque les perfonnes très-foibles, fouffrent rarement des douleurs très-violentes, ce qui eft le feul cas que j'examine ici. §. 14.

§. 14.

Grand secret pour vivre long-tems.

Enfin, pour en venir à la conclufion de cet Ouvrage , le grand fecret & le feul moyen de prolonger la vie , eft de tenir le fang & les fucs rarefiés, & dans un état de fluidité convenable : par ce moyen ils pourront faire, avec le moins d'obftacle & de refiftance qu'il eft poffible, leurs tours & leurs circulations à travers les fibres animales ; c'eft en quoi la vie & la fanté confiftent. Malgré tout ce que nous pouvons faire, le tems & l'âge fixeront & roidiront nos folides. Nôtre conftitution originaire rend ceci inevitable & neceffaire. Comme dans le grand monde , la * quantité des fluides diminuë tous les jours ; ainfi dans nôtre petit monde après un tems limité , l'appetit & les digeftions manquant , les fluides diminuent, & font employés à reparer continuellement les folides , & de cette maniere ils perdent leur nature , fe roidiffent, & fe durciffent. Car en s'infinuant dans les pores des folides, & dans les interftices de leurs parties, en rétreciffant & fermant les petits vaiffeaux qui charient la nourriture dans la fubftance

* *Voyez les Principes du Chevalier Newton.*

P.

interieure des solides, & les privant de cette maniere de leur moiteur & de leurs sucs ; ces solides viennent à la fin à se durcir , à se roidir, & à se fixer, & perdent ainsi leur elasticité. Tout ce procedé est méchanique & necessaire. L'âge & le tems, en affoiblissant les concoctions, en diminuant la chaleur naturelle, qui consiste dans la circulation vive & étenduë des sucs, en changeant ces sucs en des substances solides, & en les privant de leur elasticité convenable; les fluides circulent avec moins de vitesse & de force, & ils atteignent rarement les extrêmités, & les plus petits vaisseaux, mais ils passent dans les plus ouverts & les plus larges vaisseaux, par leurs plus petites branches laterales. Que si avec ces circonstances inevitables & sans remede, tant la partie nutritive, que la sereuse & globulaire du sang, devient visqueuse, & gluante, il faut à la fin que la circulation s'arrête, & qu'elle cesse entierement. Or il est certain qu'il est en quelque façon en nôtre pouvoir d'entretenir les sucs dans un état convenable de fluidité & de rarefaction, s'ils ne sont pas corrompus à un extrême degré, en sorte que le tems qui nous reste à vivre, ne soit pas trop court pour un travail si ennuyant. Nous pouvons certainement délayer & rarefier tout fluide , qui a une entrée & une issuë. Et plus la liqueur qui circule est fluide, c'est-à-dire, plus ses parties sont peti-

tes & fines, moins elle aura befoin de force pour paffer & pour continuer fon mouvement. Et dans les corps animaux, plus
les fucs font déliés & fluides, non-feulement moins ils circuleront avec force,
avec refiftance & avec peine, mais plus
long-tems même ils conferveront les folides, & les empêcheront de fe roidir &
de fe durcir. Il n'y a point d'erreur plus
grande, ni plus pernicieufe, que ce que
l'on croit communément, que le fang délié & rare eft un fang pauvre; ce qui n'ef-
fraye pas moins le vulgaire, que la pauvre-
té & la difette de biens : car, au contraire le fang le plus rare, & le plus fluide, eft
le plus riche & le plus pur; c'eft-à-dire, le
meilleur (fi les termes de riche & de bon
veulent dire la même chofe.) Car dans les
perfonnes attaquées d'hydropifies, d'ana-
farques, de cacochymies, & de fcorbut,
tant la partie fereufe que la partie globuleufe du fang eft épaiffe, gluante, & âcre;
de forte que le fang ne peut paffer à travers
les petits vaiffeaux, & n'y peut être con-
tenu long-tems; mais il les irrite, les écor-
che, & les corrode : & ainfi fes parties au
moins les plus rares tombent dans les ca-
vités, & engendrent une hydropifie; ou
arrêtent & bouchent ces petits vaiffeaux, &
de là vient l'anafarca, ou le fcorbut. Dans
tous ces cas, la partie fereufe eft furchar-
gée de fels urineux, & devient un parfait

Lixivium ; de forte que par fa groffeur elle
ne peut pas couler dans les globules, pour
faciliter la circulation à travers les capillaires ; car ces petits globules elaftiques, en
tournant d'une maniere ovale & oblongue,
facilitent à merveille la circulation des fucs
à travers les petits paffages : pour la partie
rouge ou globuleufe, elle fe change en un
vrai gâteau de glu ; ainfi la quantité du
Serum eft augmentée, & la quantité de la
partie globuleufe diminuée par degrès. Et
en ce fens, à caufe de la plus grande proportion du *Serum*, cet état du fang peut
être appellé *rare* & *délié* ; mais on ne peut
en aucun fens l'appeller *bon fang*. On doit
toûjours prendre pour le meilleur fang,
celui qui eft le plus rare & le plus fluide ;
comme étant compofé de parties très-fines
& très-petites, qui coulent plus vite dans
les globules rouges, & circulent plus facilement à travers les vaiffeaux capillaires,
ce qui eft le plus folide fondement d'une
bonne fanté & d'une longue vie. Or comme il n'y a rien de plus nuifible que de fuivre fon appetit, en mangeant des viandes
fortes & de haut goût, que les facultés digeftives ne peuvent rompre ni divifer en
des parties affez petites pour couler dans les
globules rouges, ou circuler dans les petits
vaiffeaux ; mais qui les chargent trop de
fels urineux, qui coulant en foule, bouchent premierément, & enfuite rompent

ces petits vaiffeaux ; & de s'abandonner à
de fortes liqueurs, qui font parbouillir &
rougent les fibres tendres & délicates des
folides ; comme il n'y a rien, dis-je, de
plus nuifible que de continuer long-tems,
& de perfifter opiniâtrément dans de tels
excès, rien qui puiffe mieux engendrer un
état pareil des fluides & de folides, rien
par conféquent qui puiffe plûtôt produire
une cacochimie qui peut dégenerer en hydropifie, ou en quelqu'autre fatale maladie chronique, felon les difpofitions du
corps & la forme & le temperament de la
perfonne. Car ceux qui fe font nourris
maigrement, & qui ont feulement bu des
liqueurs minces & peu fortes, n'ont jamais
eu d'hydropifie, fi leurs folides ont été originairement fermes, & fi leurs fluides n'ont
pas été atteints de quelque acrimonie hereditaire. De maniere que je ne connois rien
fous le Ciel, qui puiffe effectuer folide-
ment & pleinement l'état contraire du fang
& des fucs, pour les rendre rares & doux,
& les entretenir dans un flux continuel,
que de prendre les mefures contraires, &
de garder un regime conftant d'une nourriture mince, fluide, & maigre. Nous n'a-
vons point de meilleur moyen, pour humecter & nettoyer un vaiffeau plein de mélanges groffiers, gluans, & fales, qui n'a
qu'une petite entrée & une petite iffuë ; que
d'y verfer un fluide mince, clair, & infi-

pide , & de le fecouër fouvent. Il en eft de même du corps animal. Jamais le volup-tueux , le faineant , ne vêquit long-tems , à moins qu'il n'ait été originairement pêtri de fer. Et même alors , comme fa vie a été plus pleine de mifere & de peine , que ne le fut jamais celle d'un fobre Galerien : fa fin , & les derniers momens de fa vie , ont été remplis de tourmens , d'horreur , & de defefpoir. Et quoi qu'il n'ait eu ni l'efperance ni la confolation d'un Martyr; cependant fes fouffrances ont été beaucoup plus grandes & plus rudes. Tous ceux qui ont vêcu long-tems & fans beaucoup de douleur , ont vêcu maigrement & dans l'abftinence. Cornaro prolongea fa vie, & conferva fes fens , en fe laiffant prefque mourir de faim dans fes derniers jours ; & quelques autres ont fait la même chofe. Il eft vrai que par ce moyen ils ont en quel-que maniere affoibli leur force naturelle , & moderé le feu & le flux de leurs efprits : mais ils ont confervé leurs fens , affoibli leurs peines , prolongé leurs jours , & fe font procuré un paffage doux & tranquille en l'autre vie. Des purgatifs domeftiques fouvent réïterés , un exercice convenable, & l'ufage de quelques autres moyens or-donnés dans le Traité précedent , contri-buëront beaucoup à cette fin. Mais le fon-dement en doit être pofé , continué , & terminé dans l'abftinence ; & quoi que ce ne soit pas dans un jeûne absolu , (car il n'est nullement requis, & même seroit préjudiciable) cependant il faut qu'elle consiste dans une nourriture mince , pauvre, legere, & maigre. Tout le reste sera insuffisant & impuissant sans cela. Et cela seul, sans ces autres choses, suffira pour prolonger la vie, aussi long-tems que , par la constitution naturelle du sujet, elle étoit destinée à durer , & rendra le passage aisé & tranquille. Ce sera comme une lampe qui s'éteint faute d'huile.

Règles mêlées , pour la conservation de la santé , & la prolongation de la vie.

1. Les maladies chroniques durent long-tems ; elles usent le temperament à loisir , & sont accompagnées d'un pouls lent ; au lieu que les maladies aiguës finissent bien-tôt , ou par la mort ou par le rétablissement de la santé , & sont accompagnées d'un pouls vite.

2. Le Scorbut est la racine de la plûpart des maladies chroniques de la Nation Britannique ; & c'est une consequence necessaire de sa maniere de vivre , & de la coûtume qu'elle a de se nourrir presque entierement de viande & d'alimens animaux, & de boire tant de fortes liqueurs.

3. Les femmes qui ont les nerfs foibles, sont sujettes à faire de fausses couches,

Leur danger s'augmente en vivant trop graffement, & par des faignées indiscretes. Le feul remede pour elles, eft de boire de l'eau de Briftol & du vin rouge, avec une nourriture maigre & legere, fortir & prendre l'air, fe fervir d'emplâtres aftringens, & d'autres Medecines convenables pour fortifier leurs inteftins.

4. Comme les facultés digeftives des perfonnes foibles & maladives s'affoibliffent en Hyver, & fe recouvrent en Eté ; elles devroient foigneufement proportionner la qualité de leur aliment, à la force de leur eftomach dans les faifons differentes.

5. Moins & plus legerement on fera habillé, plus robufte on deviendra. Se fervir de flanelle, & fe couvrir beaucoup le jour & la nuit, relâche les fibres, & excite la fueur, au lieu de la tranfpiration naturelle & utile.

6. Les perfonnes foibles, fedentaires, & attachées à l'étude, devroient fe razer fouvent la tête & le vifage, fe laver de même & fe racler les pieds, & fe rogner les ongles.

7. Ceux qui lifent & écrivent beaucoup, doivent le faire débout, ou dans une pofture auffi droite qu'il fe peut. Et ceux qui peuvent vaquer à quelque partie de leurs études en marchant, devroient le faire.

8. Ceux qui font gras, pefans, & d'une taille fort haute, doivent éviter toute forte

de boiſſon, forte & foible, même de boire de l'eau autant qu'il eſt poſſible. Et ſi leur manger eſt de végétables & de jeunes ani-maux, ils auront très-peu beſoin de li-queur.

9. Les vieillards doivent (1.) ſe garder ſoigneuſement de toutes les injures du tems; & (2.) diminuer par degrès la quantité & la qualité de leurs alimens, à proportion de ce qu'ils avancent en âge, même avant qu'un eſtomach ruiné les y force.

10. Comme les maladies chroniques ne viennent pas tout d'un coup, auſſi ne peu-vent-elles pas être gueries promptement. Une corruption qui ne ſe forme que par degrés, doit être traitée & guerie par de-grés. C'eſt une choſe contraire à la nature des maladies chroniques, de les guerir promptement.

11. Dans toutes les douleurs aiguës & violentes, l'*Opium* eſt le ſouverain remede, particulierement dans la pierre, la goute, le rhumatiſme, & l'enfantement difficile. Il opere en relâchant & détendant les fibres rétrecies & reſſerrées par la douleur.

12. Le grand ſecret pour conſerver la ſanté & prolonger la vie, eſt de tenir le ſang, & par conſéquent les autres ſucs du corps, dans un degré convenable de flui-dité.

CONCLUSION.

POur conclure, sans tirer avantage de la révelation, qui dans un sens rélatif même à nos corps mortels, a mis au jour la vie & l'immortalité ; si seulement on observoit les préceptes des Philosophes payens ,

—— *Servare modum , finemque tueri,*
Naturamque sequi.

Si les hommes vouloient seulement garder la mediocrité dans leurs passions, leurs cupidités , & leurs desirs ; si dans toutes leurs pensées , leurs paroles , & leurs actions , ils consideroient seulement, je ne dis pas la fin de leur être & de leur existence ici , mais la fin à laquelle leurs pensées, leurs paroles, & leurs actions rendoient dans leur dernier but , & enfin , si en s'abandonnant à leurs passions & à leurs desirs , ils suivoient les mouvemens innocens de la nature , & ne la poussoient pas au delà de ses demandes , ou ne la retenoient pas trop violemment dans son penchant innocent ; ils jouïroient d'une meilleure santé qu'ils ne font; ils auroient leurs sensations plus délicates , & leurs plaisirs plus exquis ; ils vivroient avec moins de peine, & mourroient avec moins d'horreur. Car si ce n'avoit été la débauche, l'intemperance, & la fureur de satisfaire les passions & les convoitises, qui premierement ont gâté & ruiné la complexion des Peres, qui par ce moyen n'ont pu communiquer à leurs enfans qu'une carcasse maladive, caduque, & d'un mauvais temperament ; de sorte que les ames vicieuses, & les corps putrifiés, joints à la diminution du Monde, sont arrivés à leurs plus haut degré; sans cela, dis-je, le grand nombre de maladies, de douleurs, & de miseres, de vies si malheureuses, & de fins si miserables, que nous voyons aujourd'hui parmi les hommes, ne seroient jamais arrivées. Et même dans cet état-ci de la nature déchuë, si nous avions suivi les préceptes de la Nature & de la Raison, pour ne pas dire de la Religion ; nous aurions pu passer nos jours sans douleur, au moins sans maladies chroniques, si ce n'eût pas été dans des plaisirs innocens ; nous aurions pu conserver nos sens libres, & nos facultés raisonnables, claires & épurées, jusqu'à l'extrême vieillesse ; & enfin quitter ce monde en paix, comme une lampe qui s'éteint faute d'huile. Que les esprits forts & les rouges trognes, les paisans & les railleurs, s'applaudissent tant qu'ils voudront dans le calme & la tranquillité dont ils se font honneur; qu'ils satisfassent pleinement leurs passions, leurs cupidités, & leurs desirs, & qu'ils méprisent l'avenir, & les cris plaintifs que les douleurs font pousser : j'ose m'assurer que quand la farce sera joüée, & que les derniers momens approcheront, ils prefereront une vie reglée de la maniere qu'on la décrite ici, & une fin aussi tranquille, à tous les plaisirs de la débauche & de la sensualité, & aux rodomontades d'une fausse & d'une ignorante securité.

F I N.

TABLE

De ce qui eſt contenu dans ce Livre.

INTRODUCTION.

TABLE.

CHAPITRE PREMIER.
De l'Air.

TABLE.

CHAPITRE SECOND.
Du Manger & du Boire.

TABLE

TABLE.

Q

TABLE.

TABLE.

Q 2

TABLE.

CHAPITRE TROISIE'ME.
Du sommeil & des veilles.

TABLE

CHAPITRE IV.

De l'exercice & du repos.

§. 1. QUoi qu'il en foit de l'état de la nature innocente, dans l'état où
nous fommes, l'exercice eft auffi neceffaire
pour la fanté que la nourriture même. 100.
L'effet de l'exercice eft de conferver au fang
& aux autres humeurs leur fluidité, de
maintenir les jointures fouples & pliantes,

TABLE.

TABLE.

CHAPITRE V.

Des Evacuations & de leurs Obstructions.

TABLE.

TABLE.

TABLE.

CHAPITRE VI.
Des Passions.

TABLE.

TABLE.

TABLE.

CHAPITRE VII.

Qui contient diverses Remarques qui n'ont pu se rapporter naturellement sous les Chapitres précedens.

TABLE.

TABLE.

TABLE.

Fin de la Table.